健康ライブラリー　イラスト版

思春期の統合失調症

メンタルヘルス診療所
しっぽふぁーれ院長　伊藤順一郎　監修

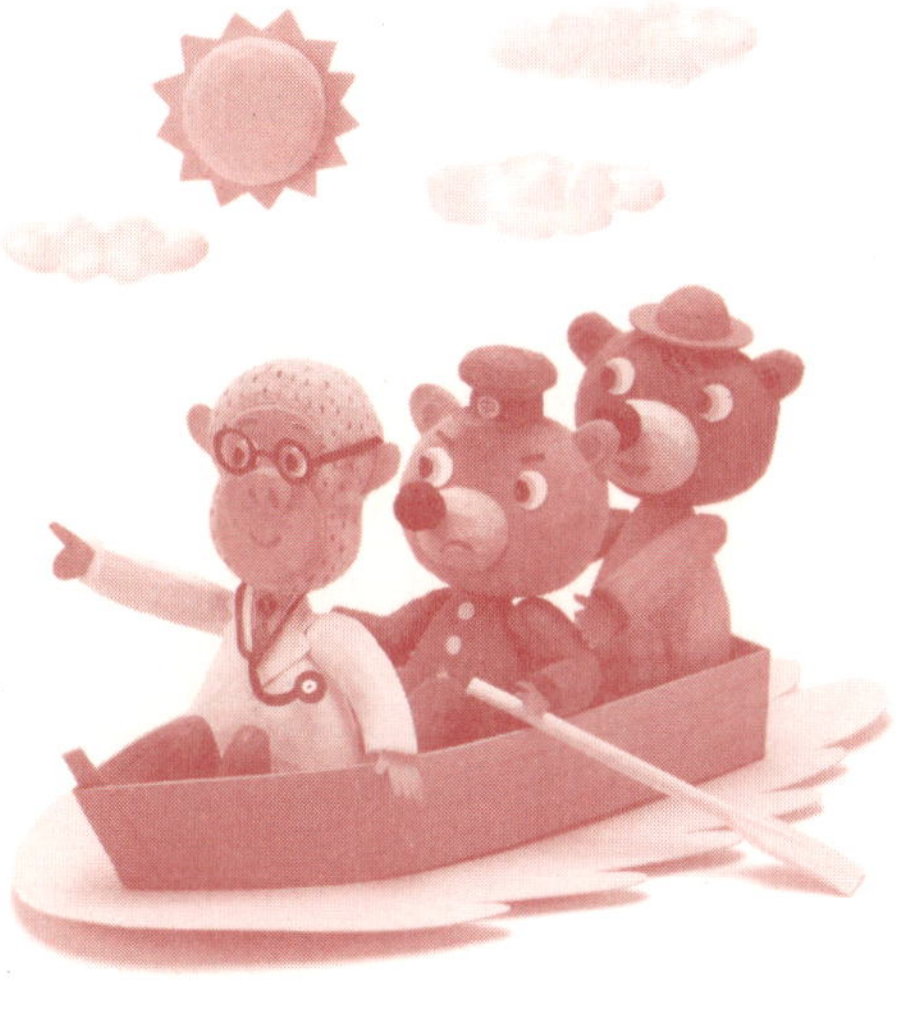

講談社

まえがき

よく眠れないなどと訴え、元気がなく、友だちともかかわろうとしなくなる。成績が下がり、学校にも行かなくなり、自室にひきこもってしまう——思春期の統合失調症は、そんな形で始まることが少なくありません。その場合、家族は不登校・ひきこもりの状態を心配しても、「統合失調症が原因ではないか」とまでは思わないのが普通です。子どもの奇異な言動が目立つようになって、はじめて医療機関に相談し、診断名を告げられるというのが典型的なパターンのひとつです。

どんな病気でもそうですが、早く発見して早く治療を始められるかどうかで、その後の回復のしかたは違ってきます。近年では統合失調症の早期の治療を積極的におこなうことが、その後の社会生活を円滑に進めるうえで役立つと、明らかになってきました。子どものようすに不安な点があれば、早めに医療機関に相談していただきたいと思います。

そうはいっても、統合失調症の場合、妄想や幻覚などの症状がはっきりあらわれない限り病気かどうかの判断がつきにくく、受診が遅れてしまうこともあります。「もっと早く受診していれば」という後悔を胸に本書を広げている方もいらっしゃるかもしれませんが、ご自分を責めるのはどうぞおやめください。それよりも今後の対応を考えていきましょう。患者さんと家族がお互いに無理のない、居心地のよい環境をつくることが、この病気の療養にはとても大切な意味をもつからです。

子どもの場合、どのような形で学校生活を続けていくかといったことは、まわりの大人も一緒になって考えていく必要があります。同時に、なんでも大人がやってあげるのではなく、本人が自分自身で病気をコントロールし、自信を回復して生活できるように支援していくことも大切です。

回復まで長い道のりになることもあります。病気について正しい知識を身につけ、焦らず、病をかかえながらの生活を支えていきましょう。

なお、本書の制作には国立国際医療センター国府台病院児童精神科の宇佐美政英先生に、多大なご協力をいただきました。

メンタルヘルス診療所しっぽふぁーれ院長
伊藤 順一郎

思春期の統合失調症

もくじ

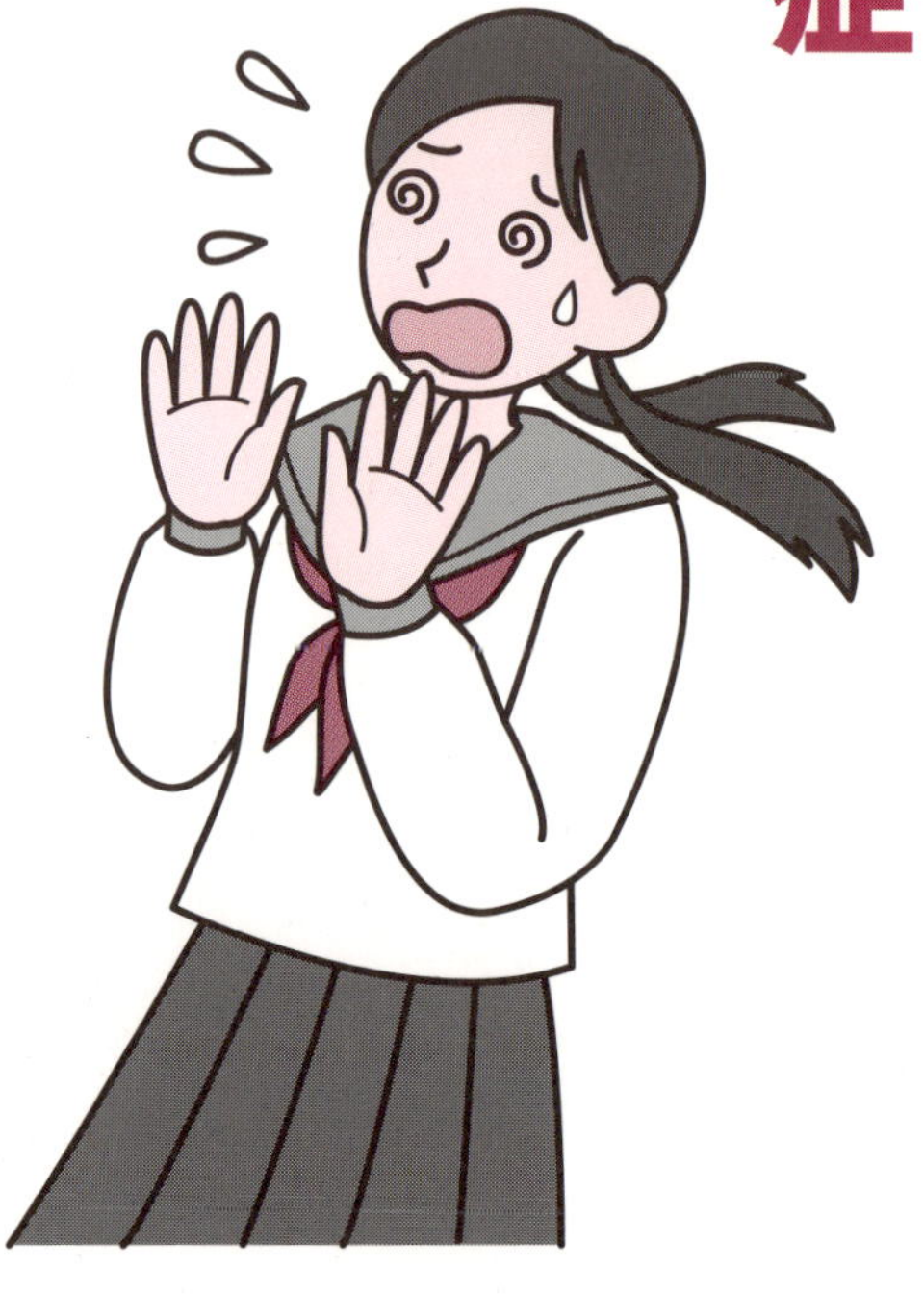

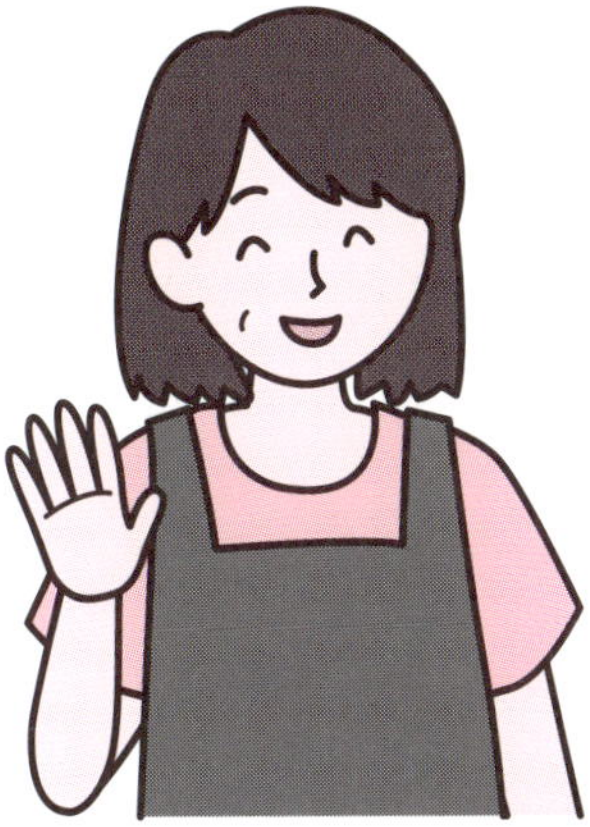

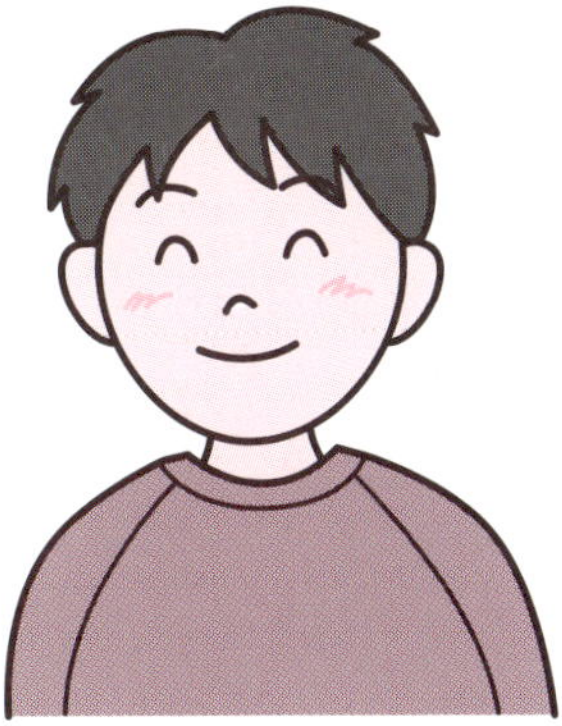

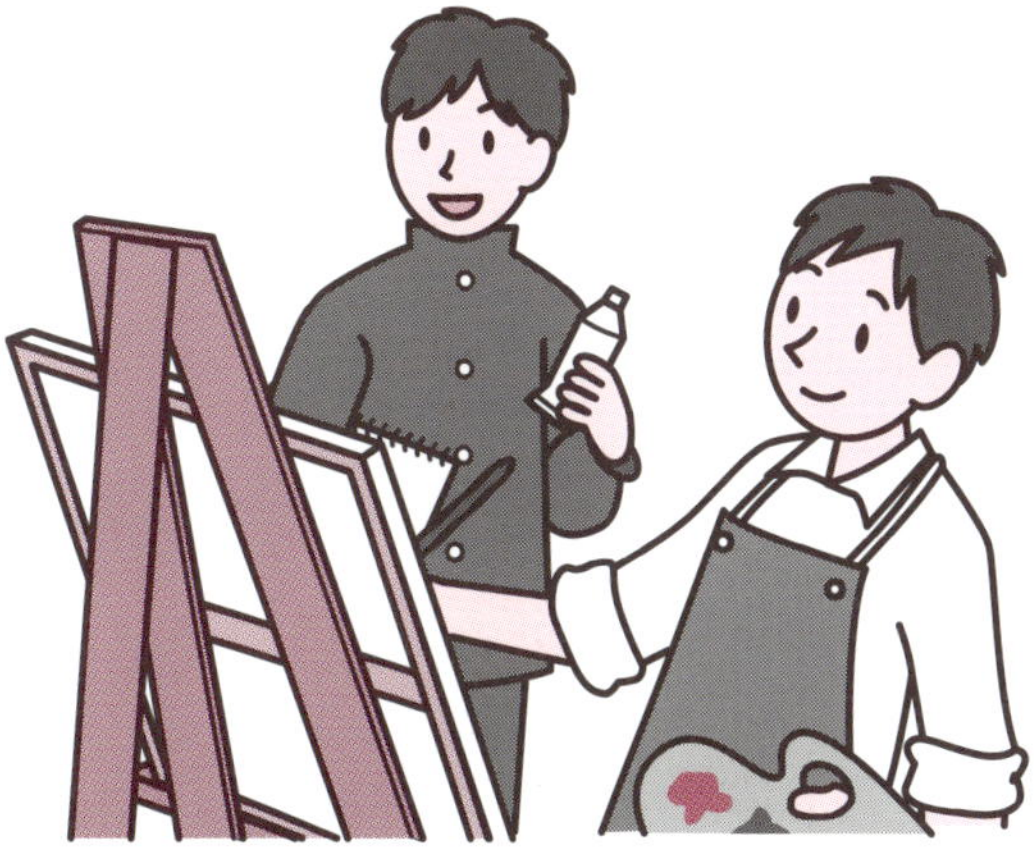

統合失調症への誤解をとく

知識不足や誤解がある状態では、不安や心配が募りがち。正しい知識をもつことが、病気に適切に対応していくための第一歩です。

患者さんの数は少なくない

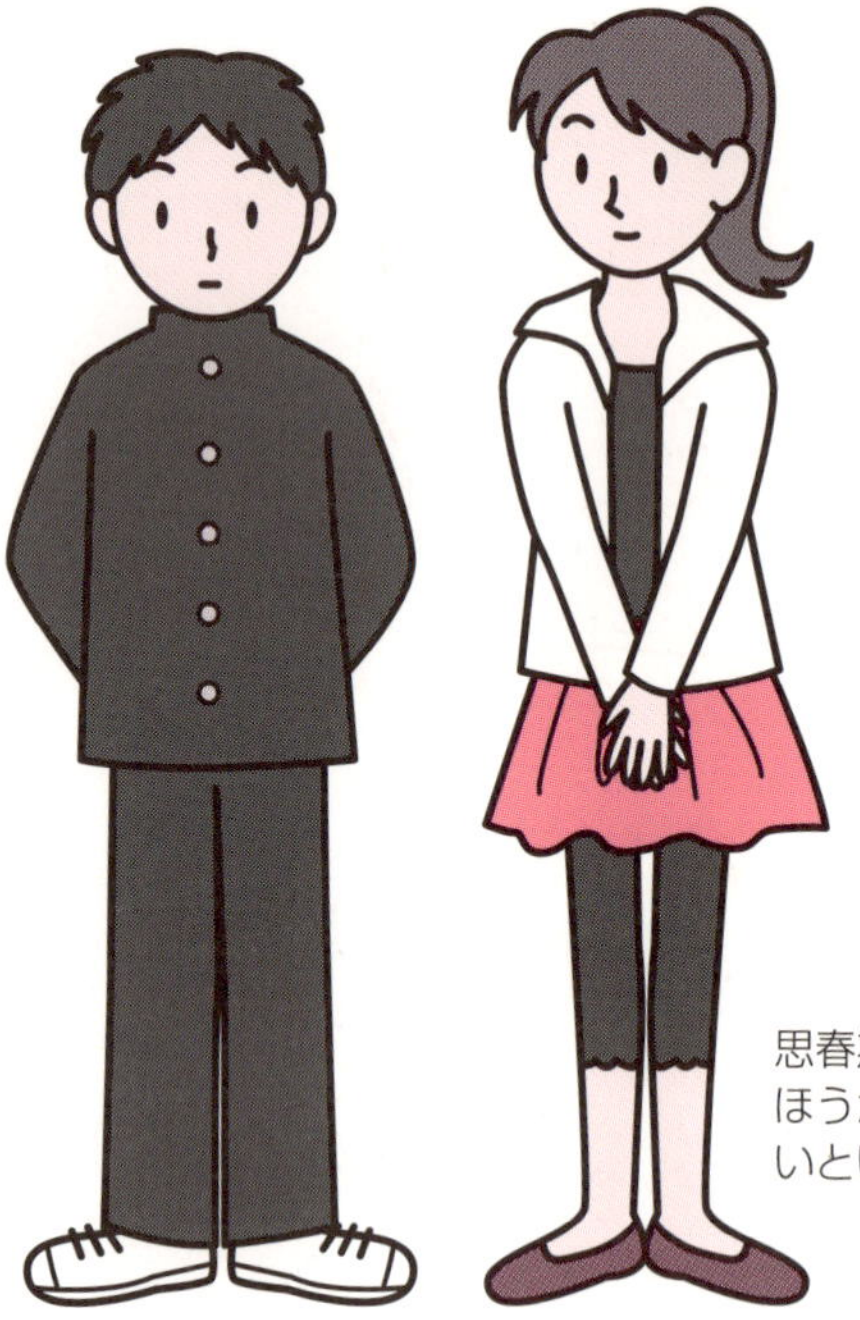

思春期の場合、男子のほうが、発病がやや早いという傾向がある

100人に1人弱で発症します

統合失調症の発症率は、1000人に7〜8人程度といわれます。およそ100人に1人弱でみられるわけですから、けっして少なくない病気です。この割合は世界的にほぼ共通しており、男女差もほとんどないといわれています。

患者数は近年変わりません

統合失調症で治療中の患者さんの数は、日本全国で推計23万〜25万人程度。近年ほとんど変化がありません。ただし、年々、入院ではなく外来通院での治療を続けている人の割合が増えています。

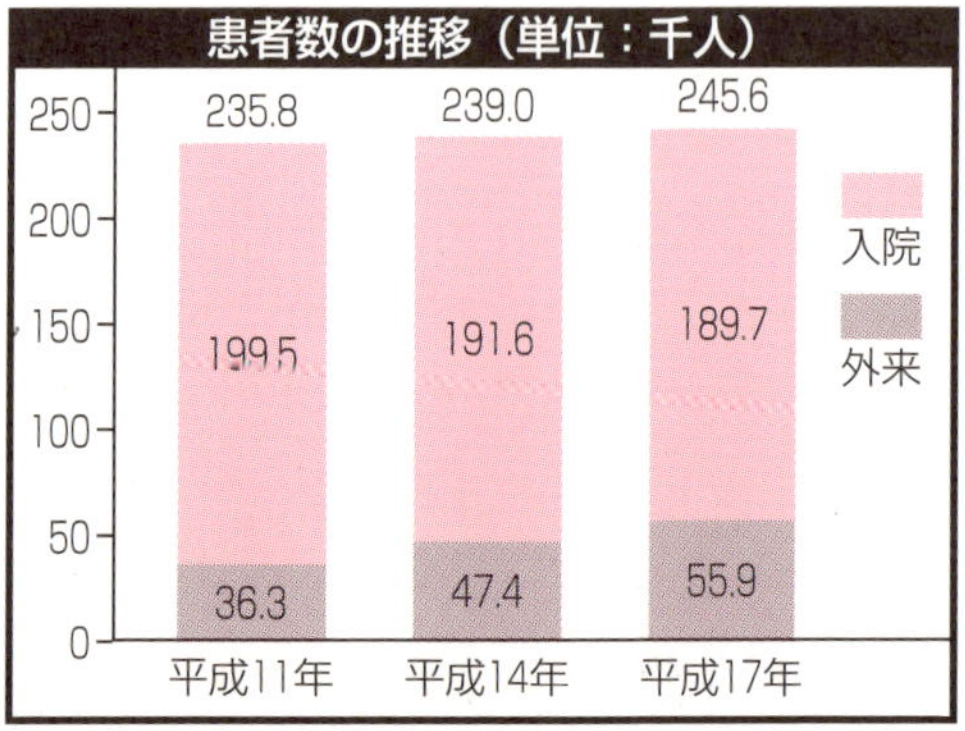
患者数の推移（単位：千人）
250
200
150
100
50
0
235.8
239.0
245.6
199.5
191.6
189.7
36.3
47.4
55.9
平成11年
平成14年
平成17年
入院
外来

厚生労働省「傷病別年次推移表」

薬で病状を安定させることができる

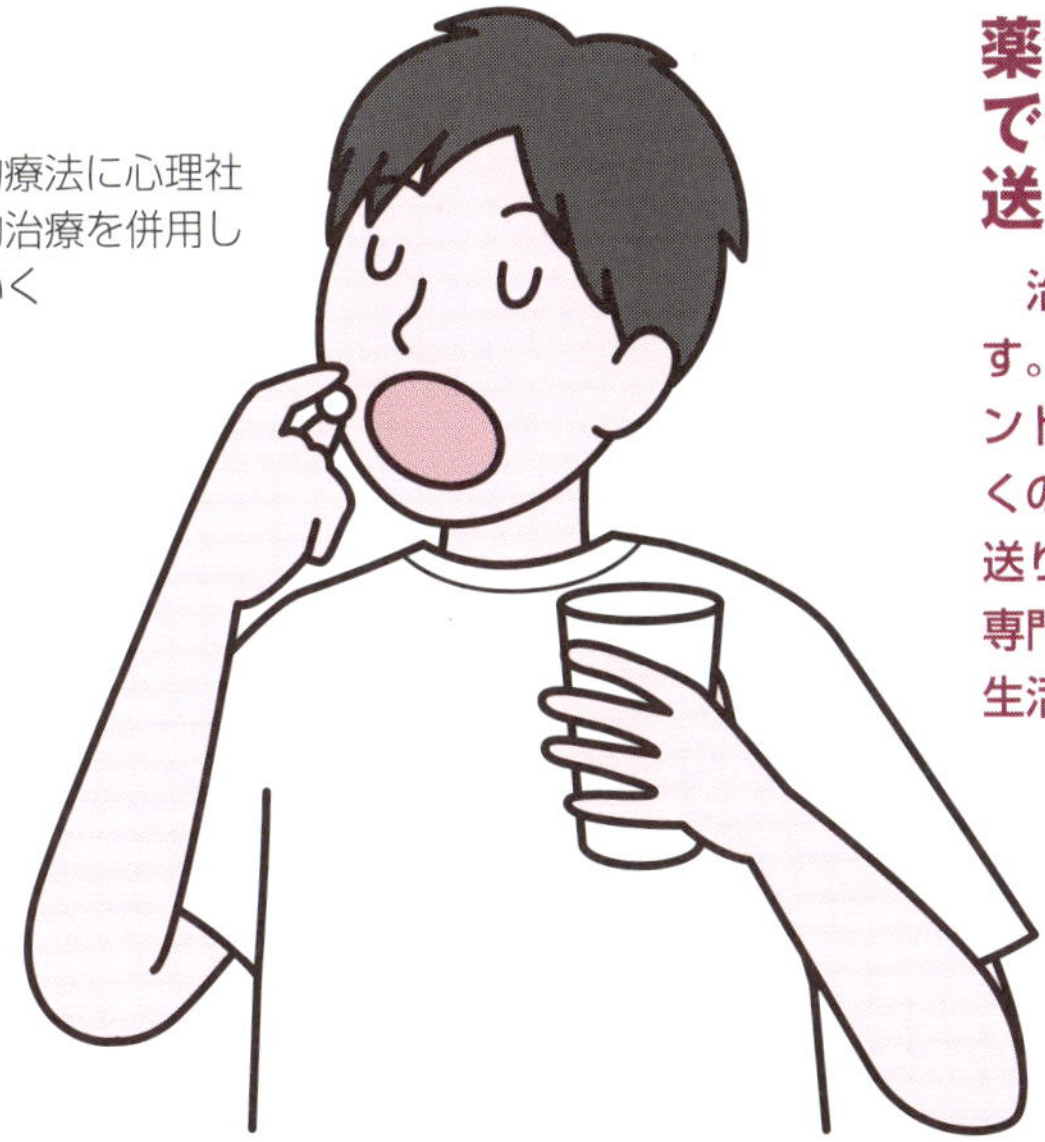

薬物療法に心理社会的治療を併用していく

薬物療法を中心にできるだけ普通の生活が送れるように工夫します

治療は薬物療法を中心に進めていきます。治療薬の進歩もあり、統合失調症はコントロールしやすくなってきています。多くの場合、服薬しながら自宅中心の生活を送ります。勉強や対人関係などの悩みに、専門家が寄り添いながら、じょじょに学校生活や社会への復帰をはかります。

通院や服薬を続けながら、普通の生活ができるように、専門家と相談し、工夫していく。このような工夫は成人してからも続けていく。人によっては数年から生涯にわたることもある

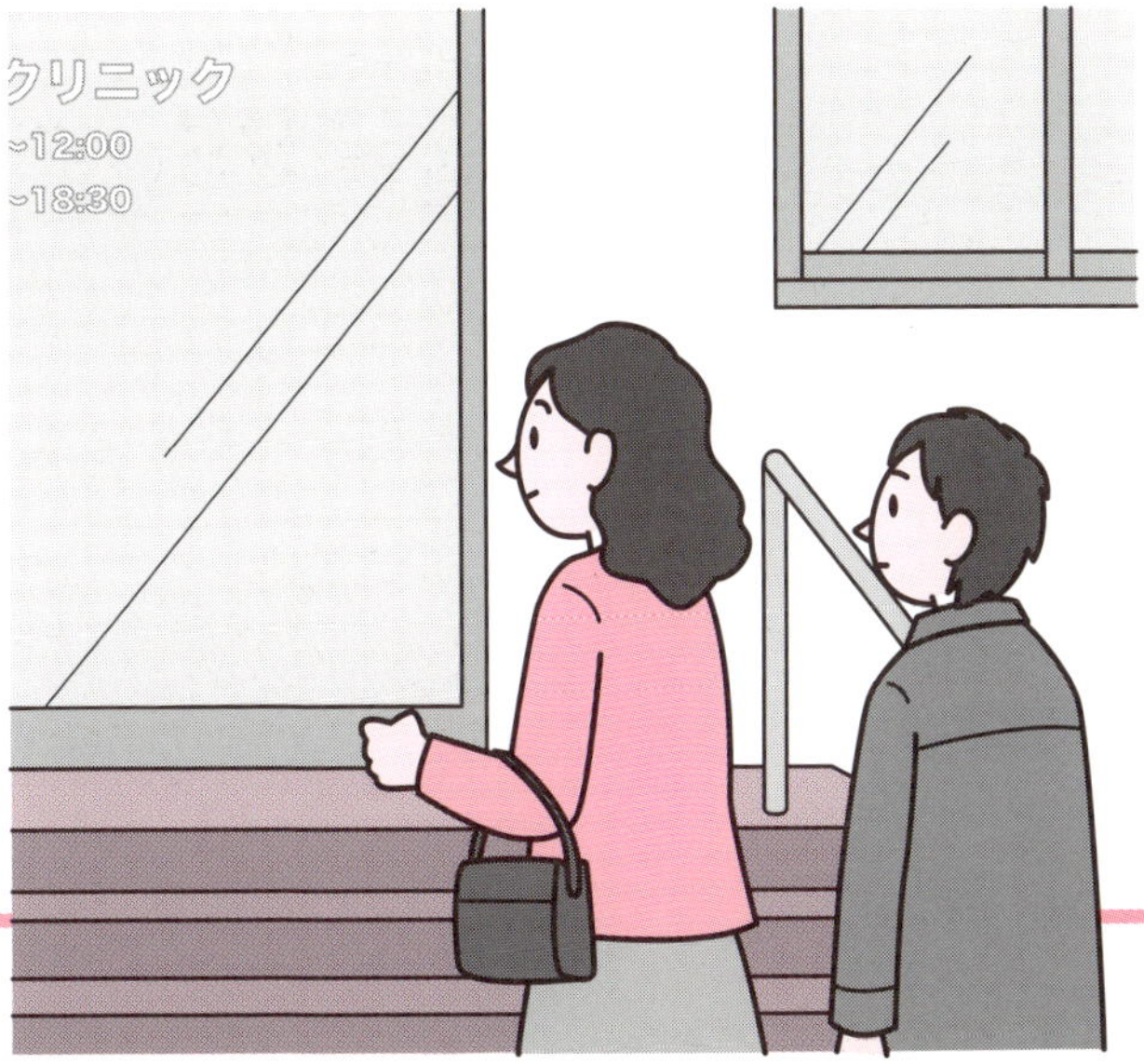

慢性病です

病気から回復してもとの生活に戻れるようになっても、服薬を怠ったり、無理を続けたりすると再発の危険性があります。その意味では慢性病ですが、きちんと薬を使い、本人や周囲の人が生活に配慮することで、コントロールは可能です。

遺伝が原因のすべてではない

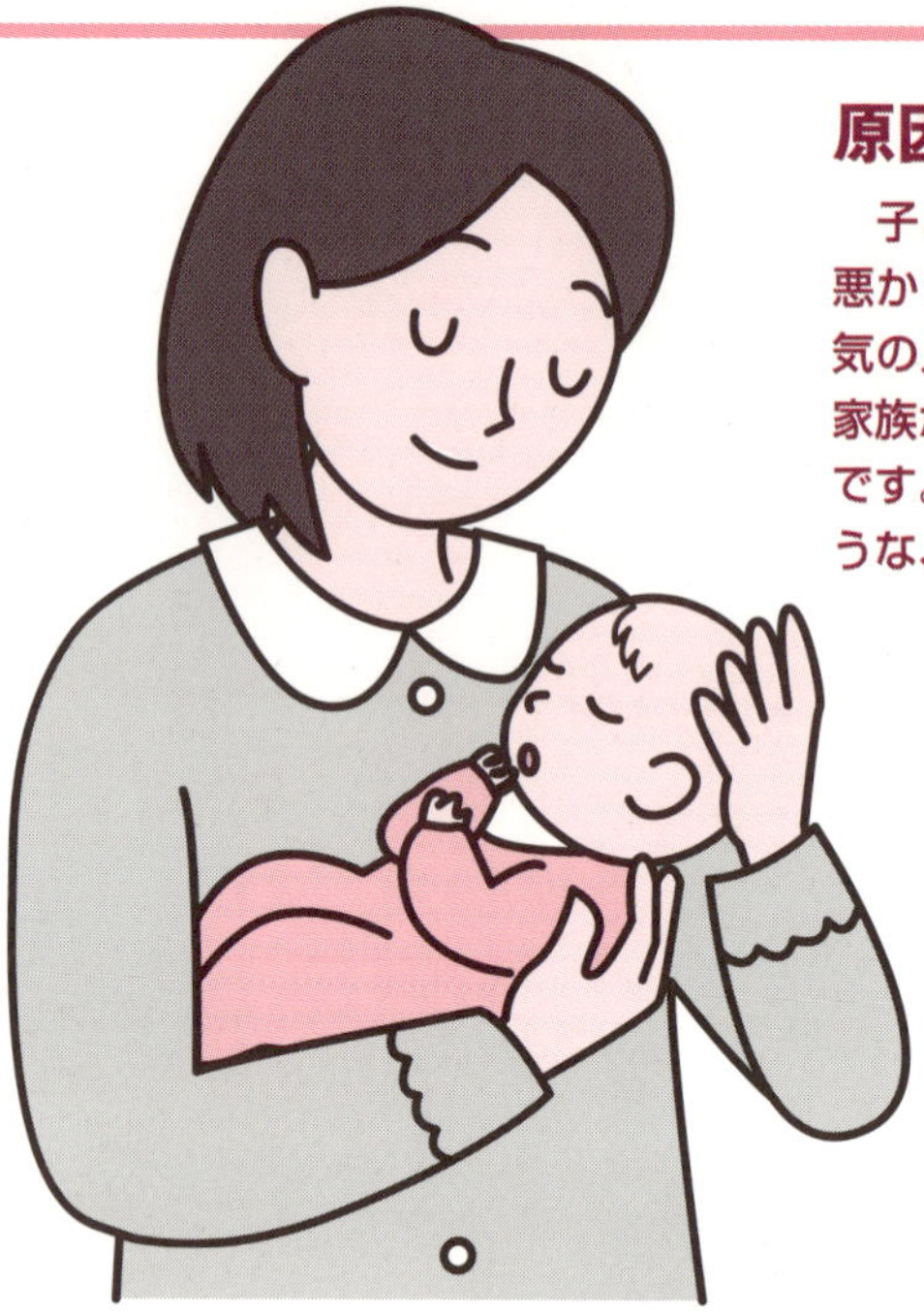

原因は単純ではありません

子どもの病気をめぐって、「育て方が悪かったのではないか」「身内に同じ病気の人がいるせいではないか」などと、家族がお互いに責め合うのは不幸なことです。なにかひとつの原因で発病するような、単純な病気ではありません。

ストレスに対するもろさは、遺伝的な体質が関係しているとも考えられる。しかし、自分に合った環境にいることで、その人の長所や能力を伸ばすこともできる

だれでもかかる可能性があります

受け止める力を超えるようなストレスにさらされつづけることが、発病の引き金になります。自分の限界を超えるストレスを受けつづければ、だれでも統合失調症にかかる可能性はあるのです。

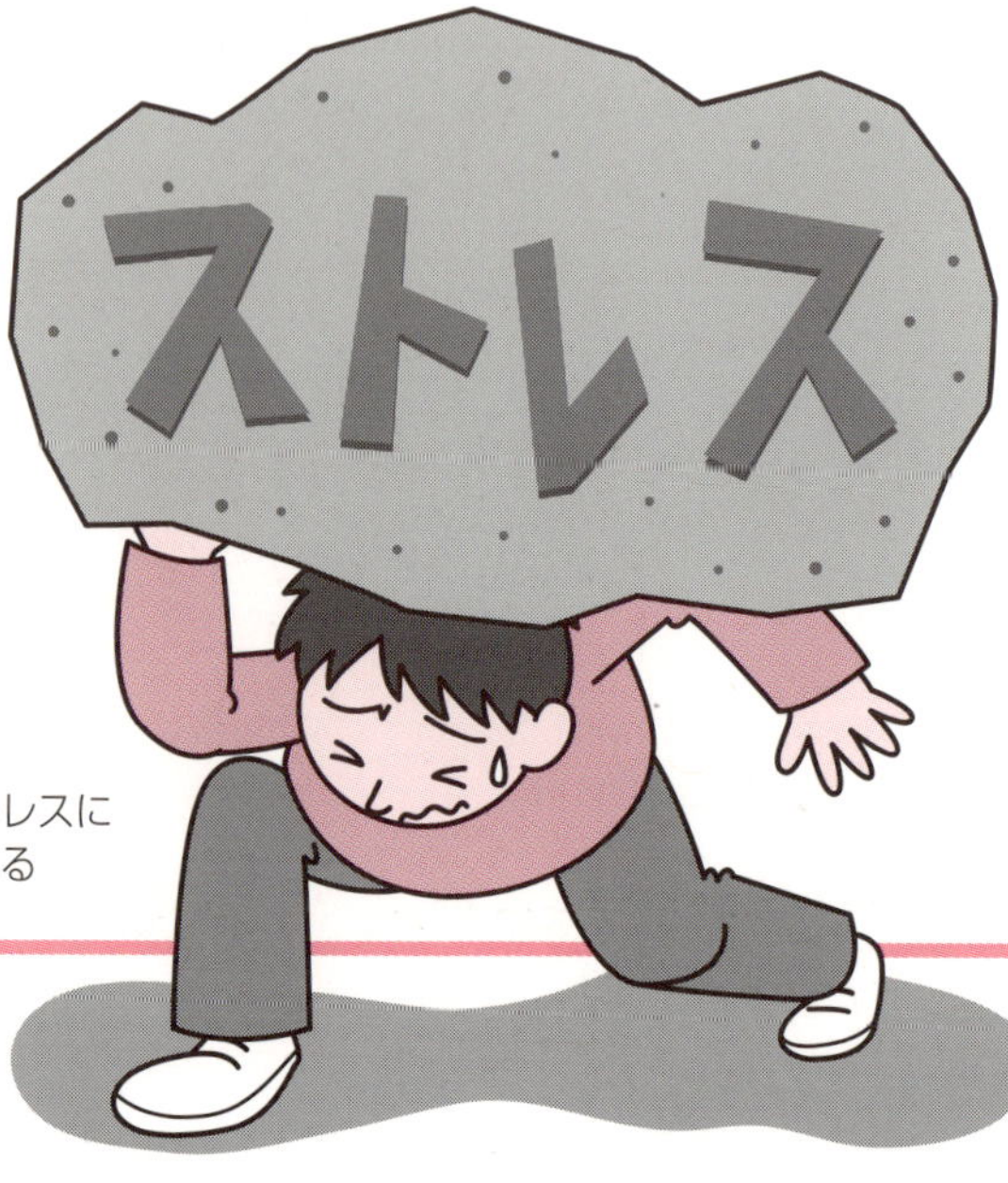

限界を超えるようなストレスによって発病することもある

1

三つのケース。これは統合失調症？

妄想や幻覚があらわれても、すぐに統合失調症とはいえません。
なかには発達障害とも似ている特徴があります。
これから紹介する三つのケースは、
すべて統合失調症だと思いますか？

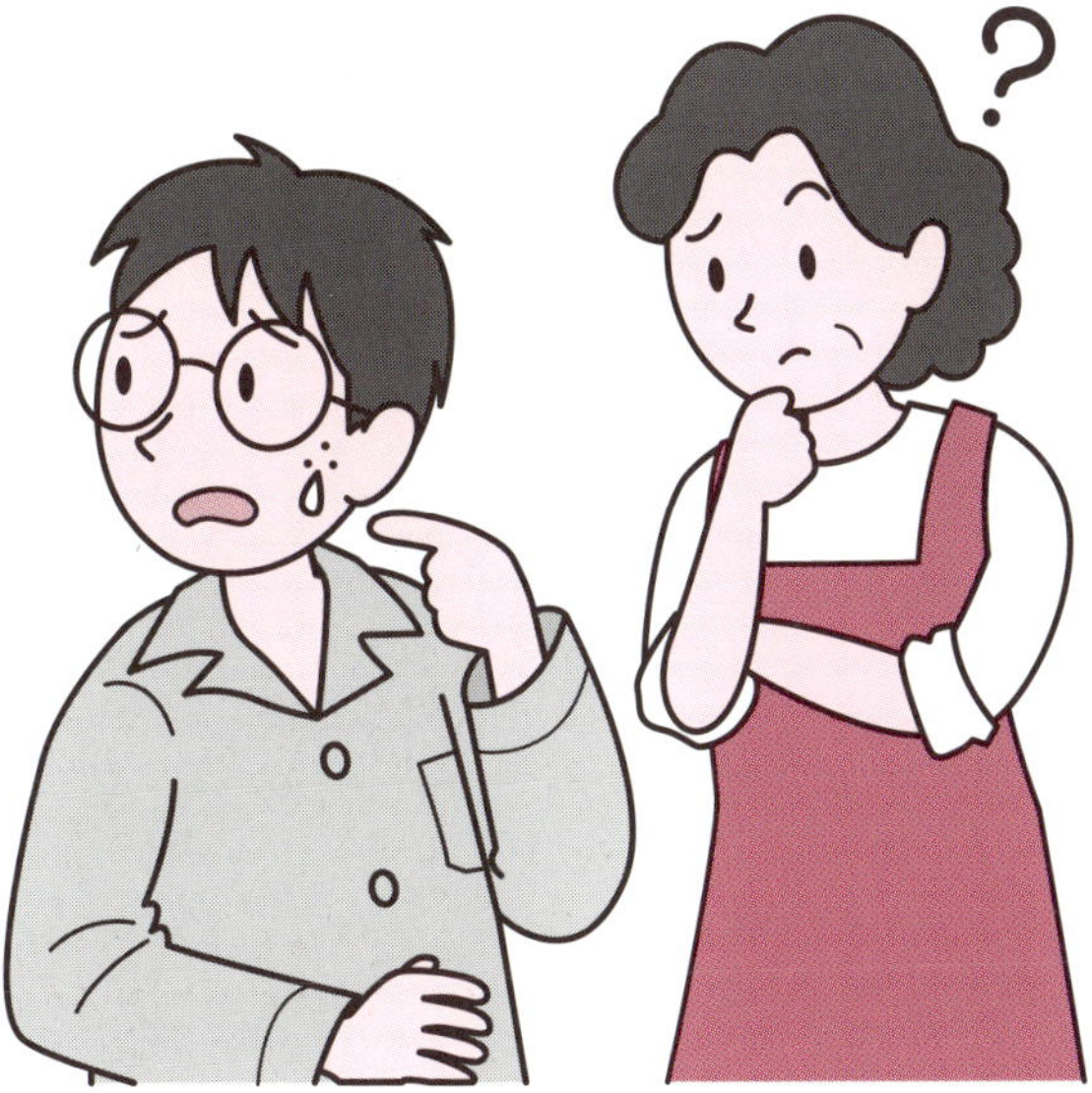

ケース1 Aくんの場合

なにがこわくて、部屋から出られない

両親の大げんか

Aくんは中学2年生。14歳です。以前から両親は仲が悪かったのですが、ある日、ついに大げんか。浮気を責めて泣きわめく母親がいやになったのか、父親は家を出ていってしまいました。

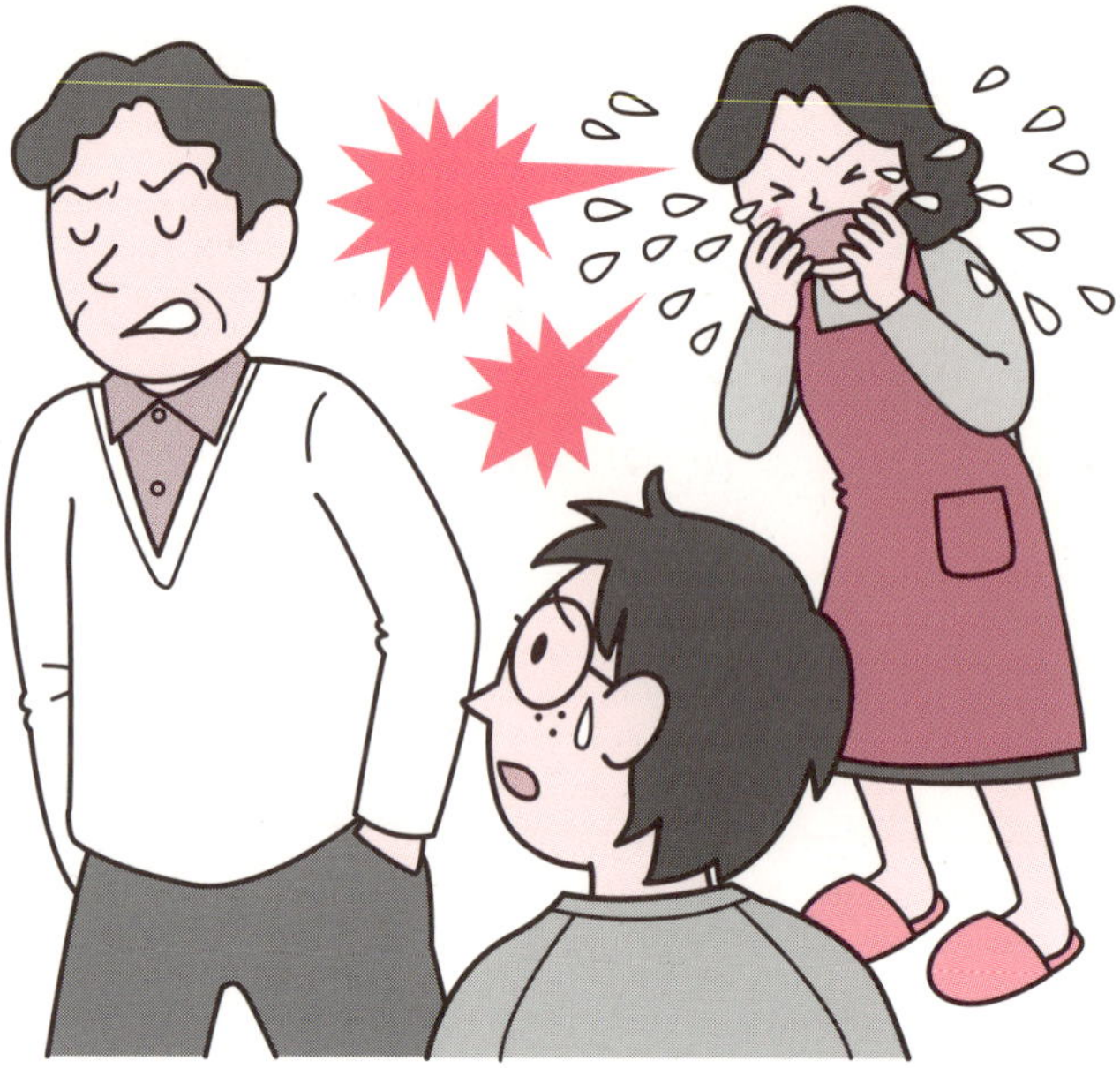

ぐちを聞く毎日

母親は帰ってこない父親への不満を毎日Aくんにこぼしていました。しかし、Aくんにとっては自分の親のこと。だいいち本人も男ですから、まるで自分が文句を言われているように感じていました。じつはそのころAくんは学校でいじめにあっていたのですが、母親に相談できずにいました。

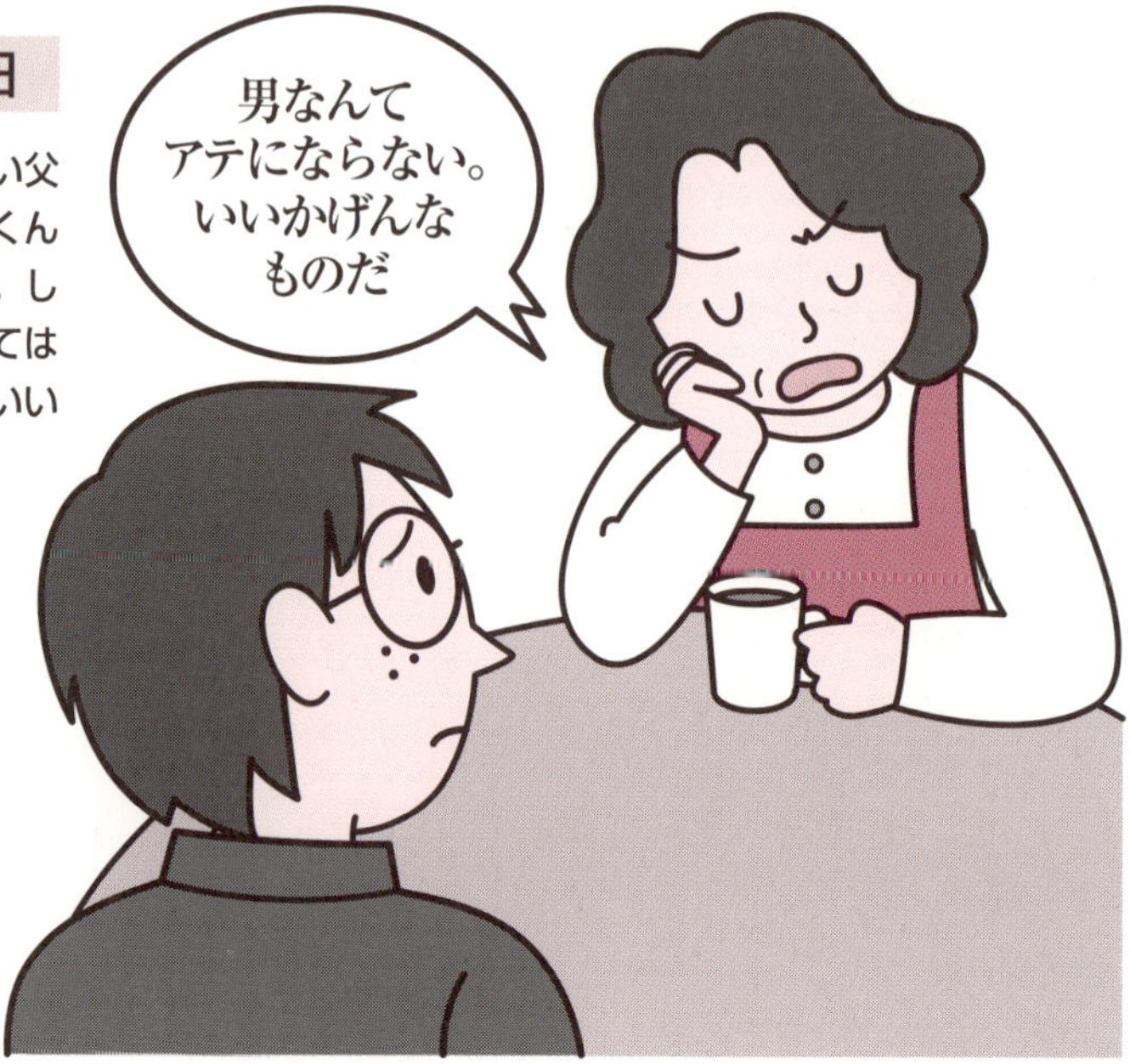
男なんてアテにならない。いいかげんなものだ

学校に行けない

悩みをだれにも言えず、明るくふるまうのは限界でした。Ａくんの表情は暗くなっていき、やがて遅刻、早退が目立つようになり、ついに学校に行かなくなってしまいました。母親は毎朝Ａくんを起こしに行きますが、返事もありません。

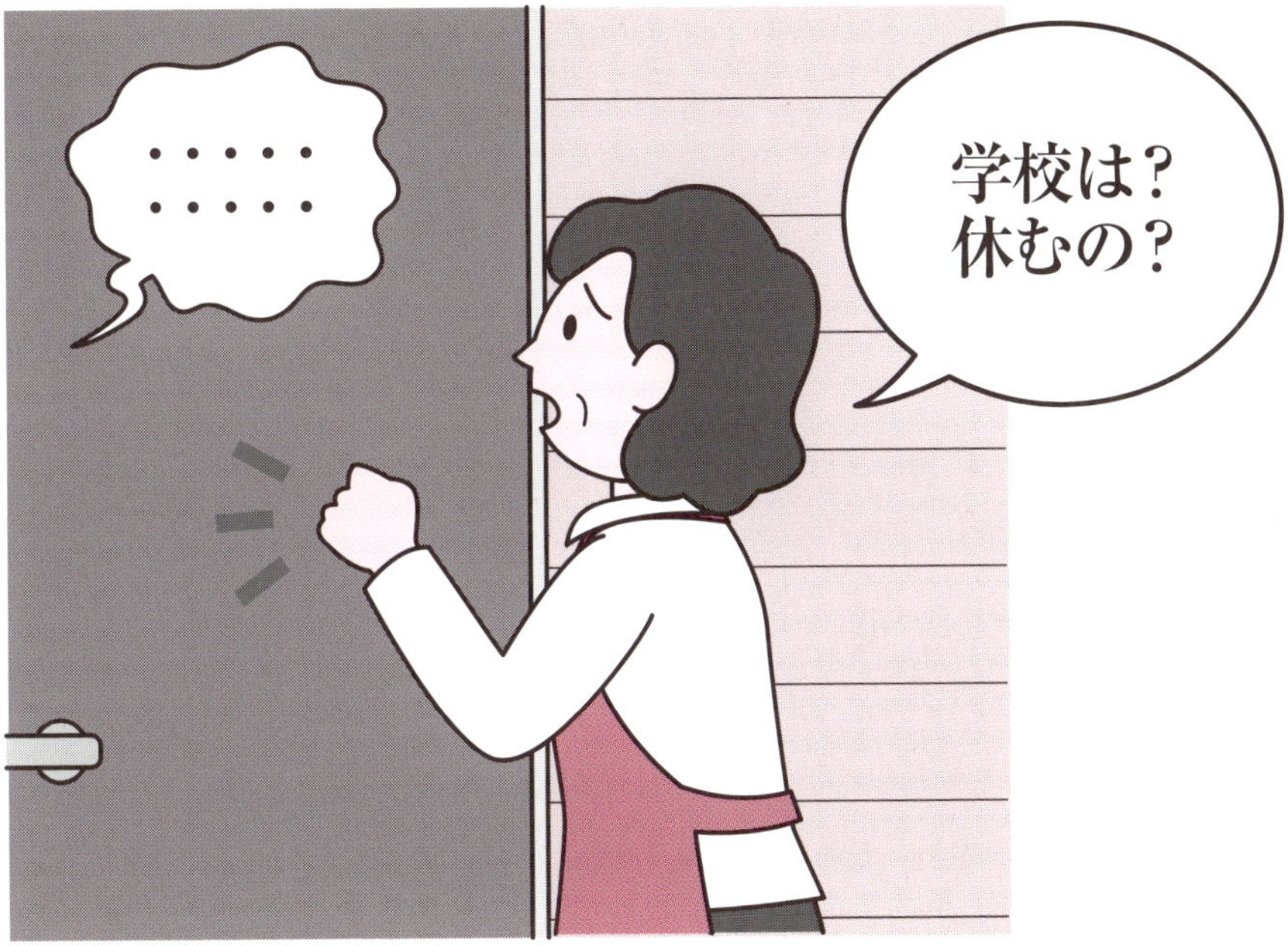
学校は？
休むの？

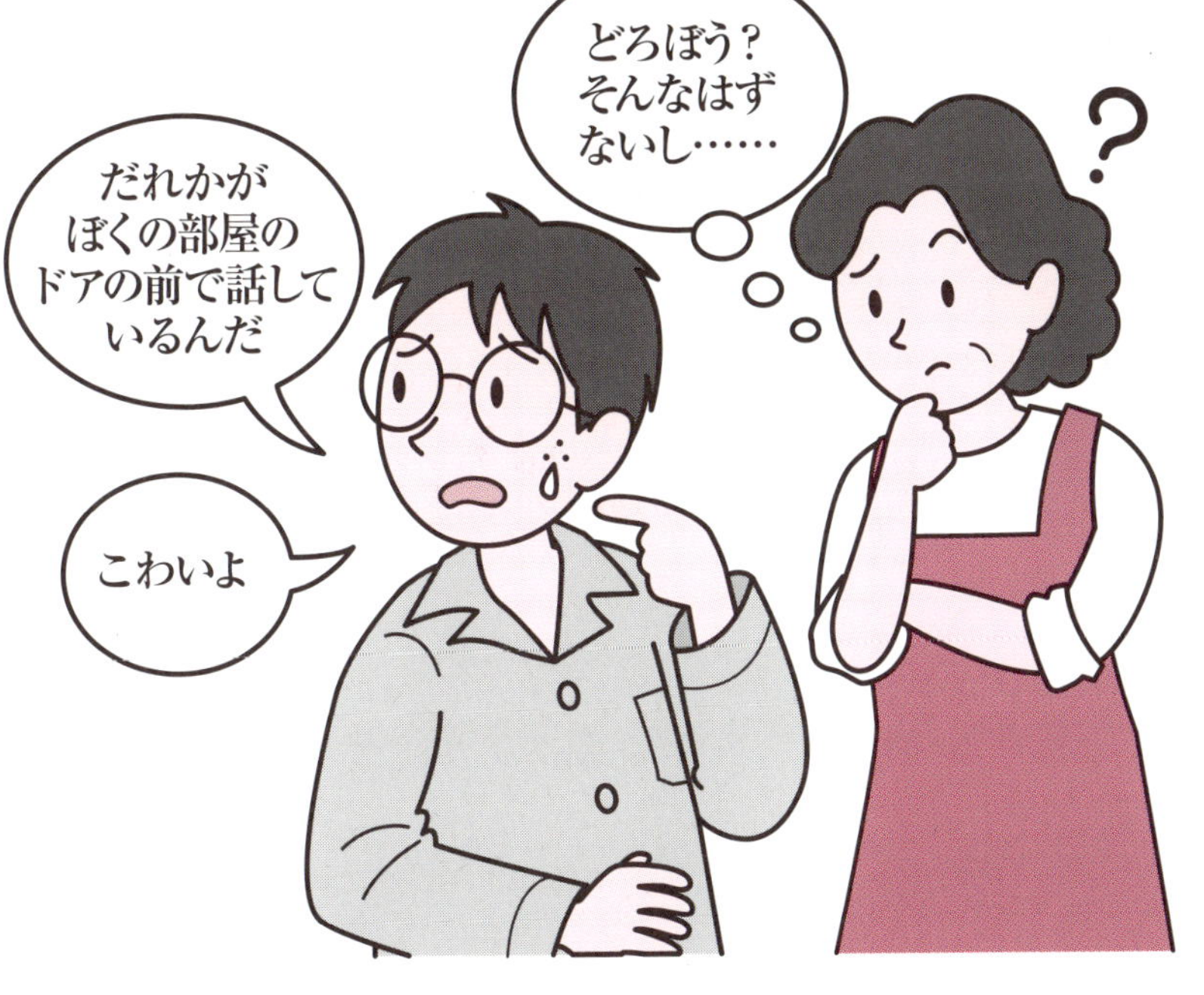
だれかが
ぼくの部屋の
ドアの前で話して
いるんだ
こわいよ
どろぼう？
そんなはず
ないし……

部屋から出られない理由

学校に行かないだけでなく、部屋にこもったままのＡくん。どうもよく眠れないらしいのです。心配する母親に、ある日Ａくんは、不可解な話をします。その思い込みで部屋を出られないらしいのです。

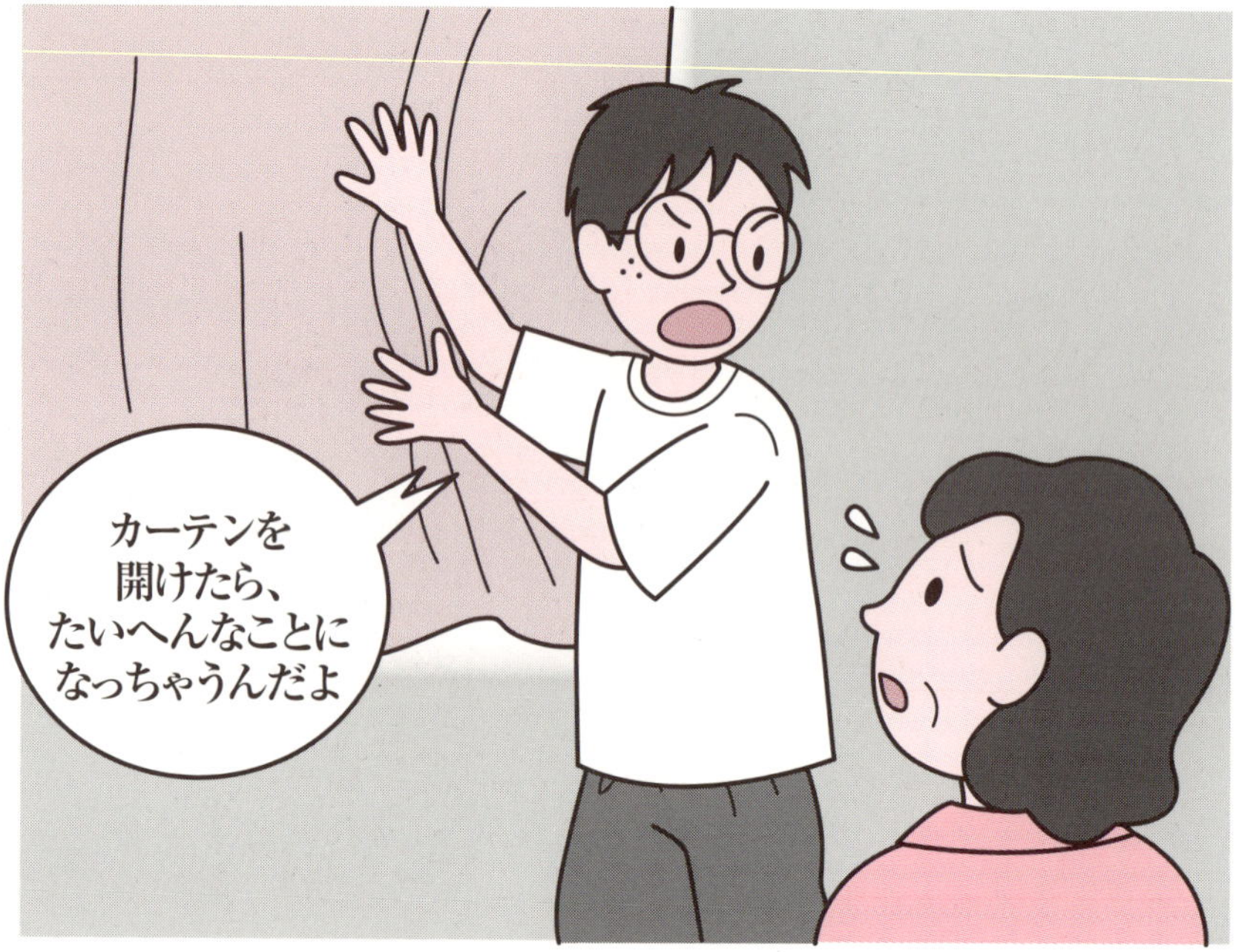
カーテンを
開けたら、
たいへんなことに
なっちゃうんだよ

だれかがこころを読んでいる

部屋の中ではカーテンを閉めきり、昼間でも開けません。Ａくんは、だれかが自分のこころを読んでいるから、自分のこころが漏れないように、カーテンを閉めておかないといけないと、必死に訴えます。

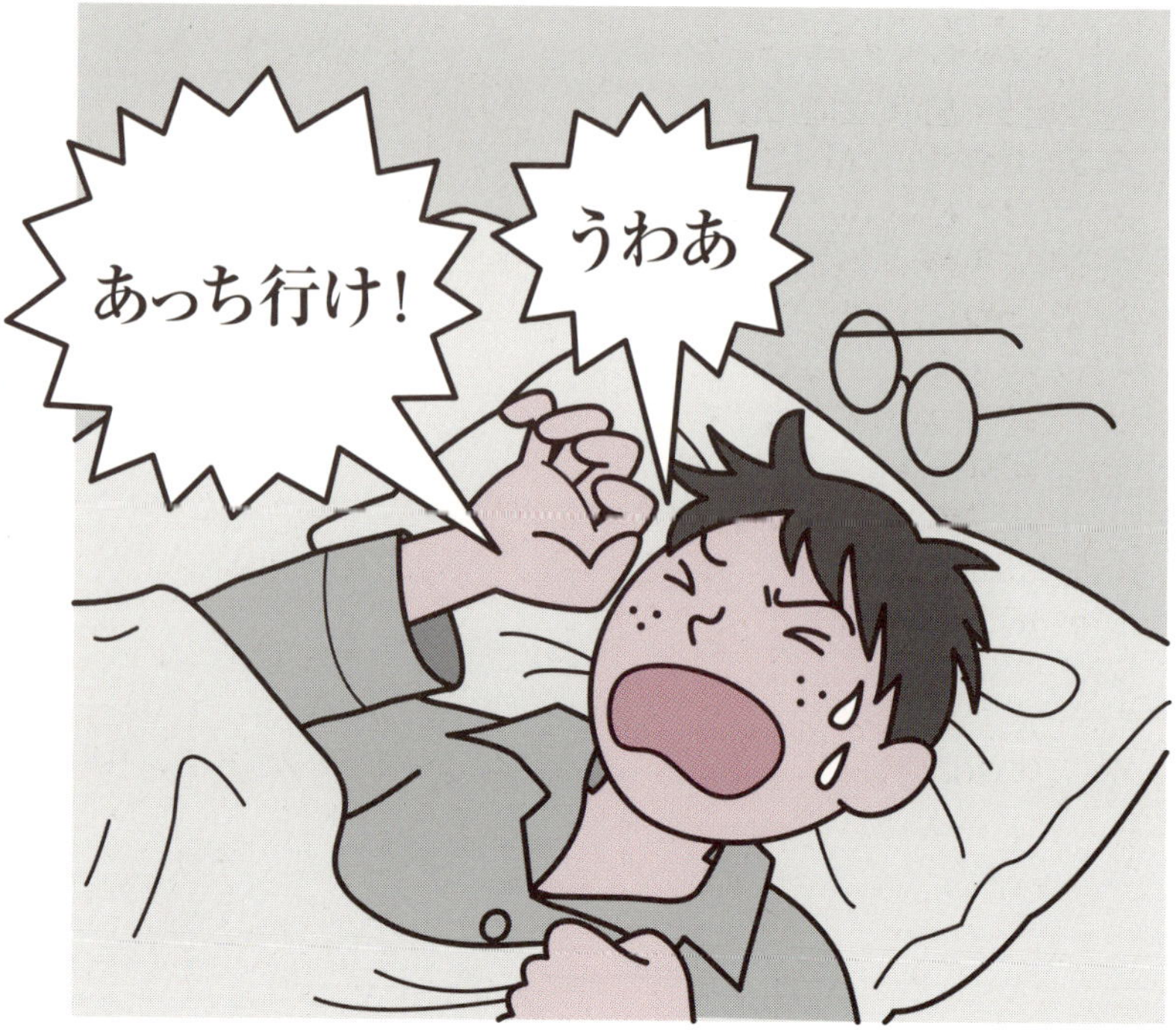
あっち行け！
うわあ

夢でうなされる

変だと思った母親は少しようすをみることにしました。Ａくんには不眠の傾向もありました。なにかに追いかけられるような夢をみるためか、うなされることもたびたび。大きな声で叫ぶので、隣室で休んでいる母親にも聞こえるほどでした。

ふくれあがる恐怖

睡眠、食事の時間が不規則になり、昼夜が逆転して、生活のリズムはめちゃくちゃです。理髪店にも行けず、お風呂にもなかなか入ろうとしません。Ａくんは一日中ふさぎこんでいますが、ときどき不安そうな表情で母親に訴えます。その内容は、すでに理解不能でした。

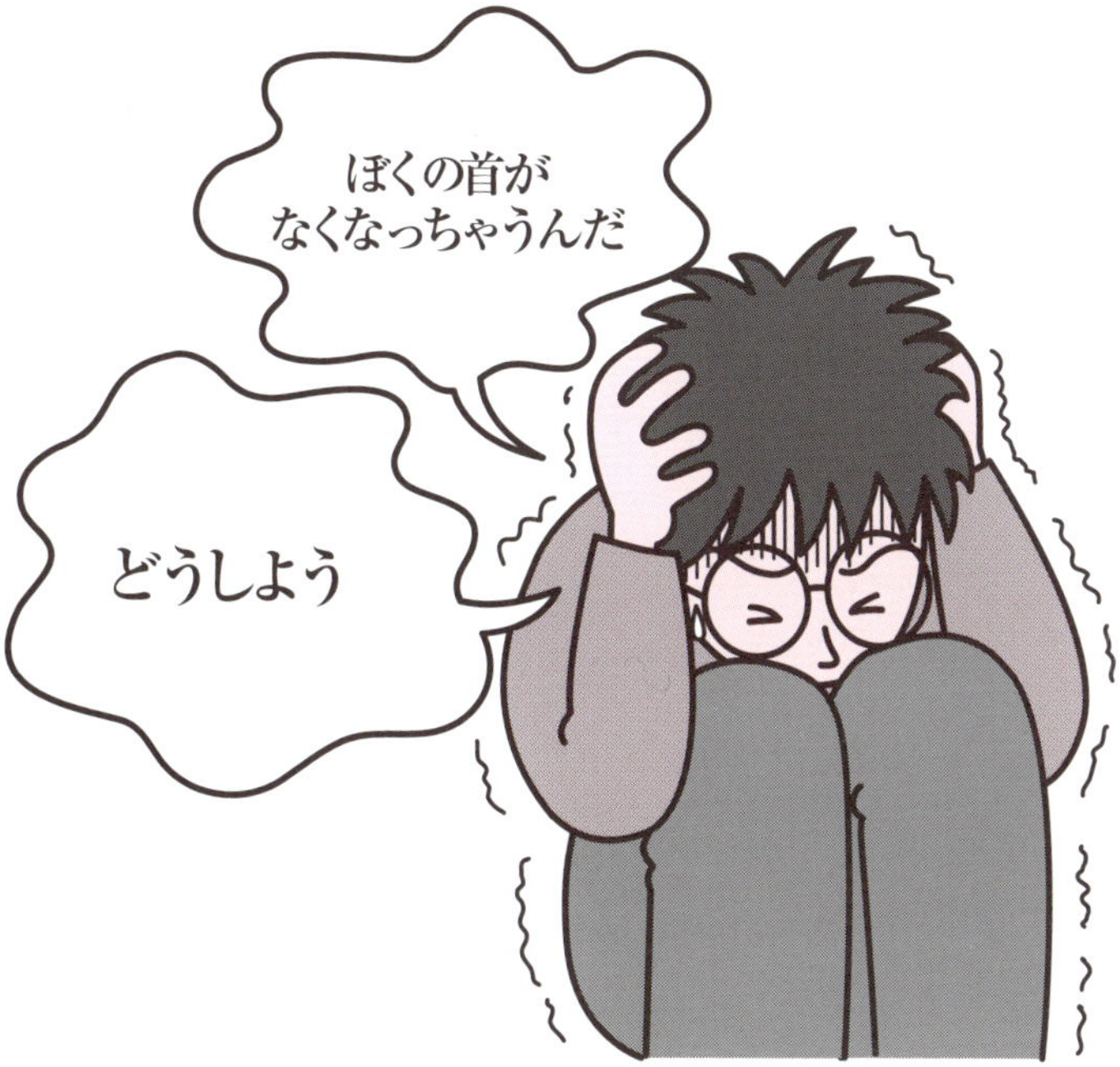
ぼくの首が
なくなっちゃうんだ
どうしよう

Aくんの場合は……

おそらく統合失調症でしょう。原因は複合的で、家庭不和、いじめのいずれともいえません。

最初に不登校、ひきこもりの症状があらわれたときには、こころの病気だと気づきにくいものです。しかし、受診するまで１年以上、母親はようすをみているだけでした。ひきこもりの段階で学校などの周囲に相談するか、もう少し早めに受診できるとよかったのですが。

でも、このように相談の機会をもてない人は大勢いるのです。

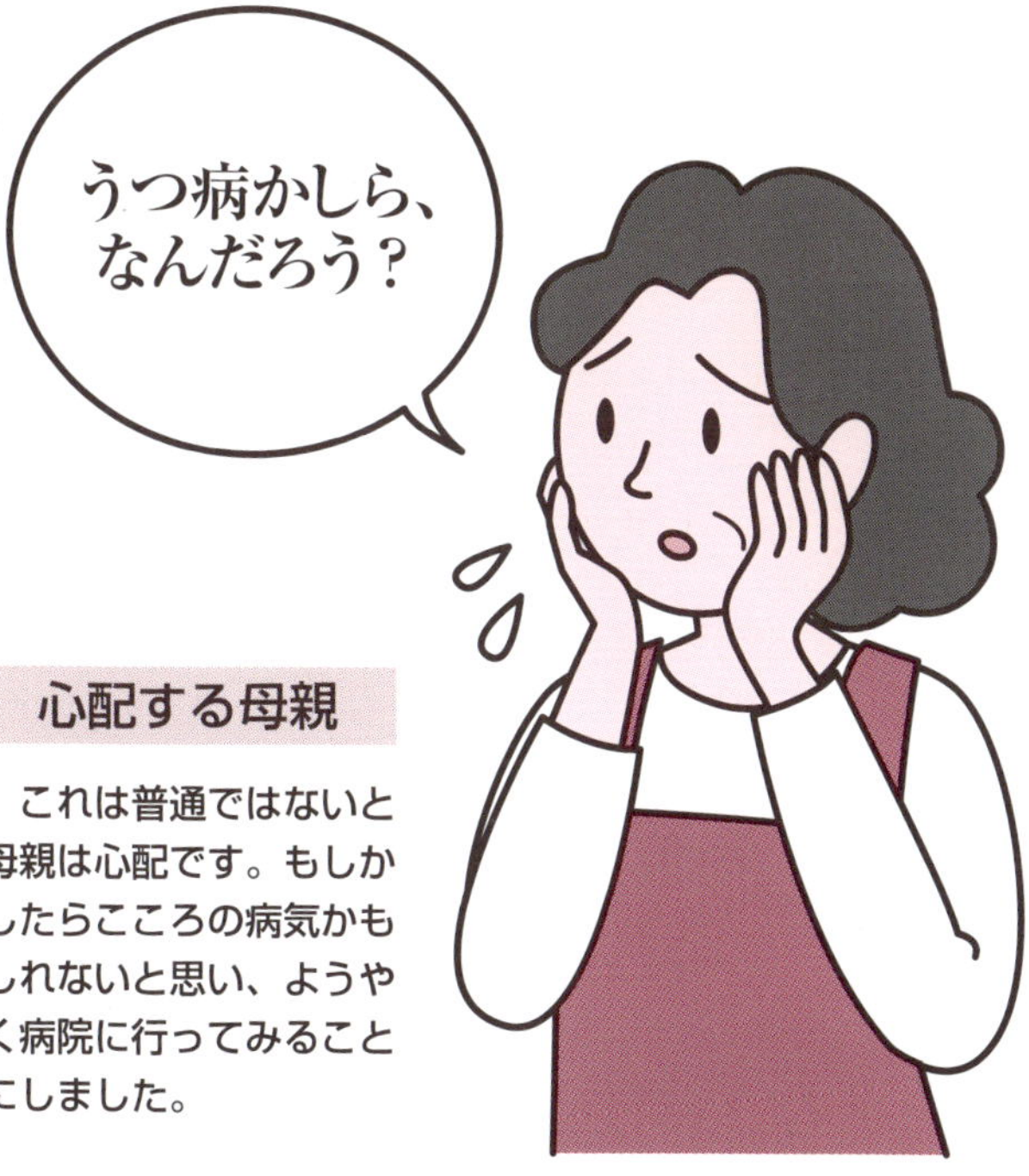
うつ病かしら、
なんだろう？

心配する母親

これは普通ではないと母親は心配です。もしかしたらこころの病気かもしれないと思い、ようやく病院に行ってみることにしました。

ケース2 Bさんの場合

「声」に命令され、大量服薬を決心

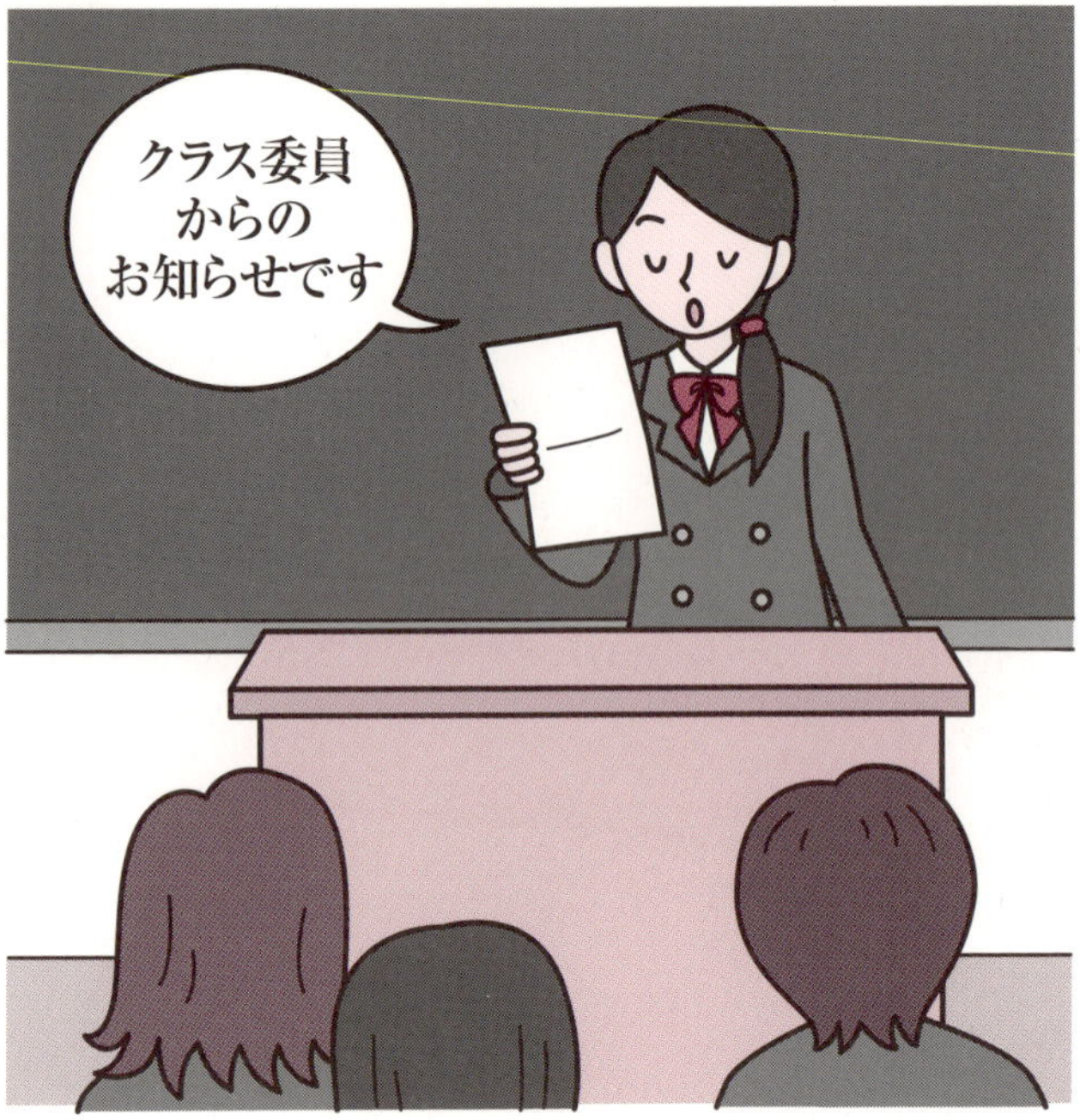

クラス委員のしっかり者

Bさんは17歳の高校2年生。まじめで品行方正、クラス委員としての務めもきちんとこなし、教師からの信頼も厚い優等生でした。

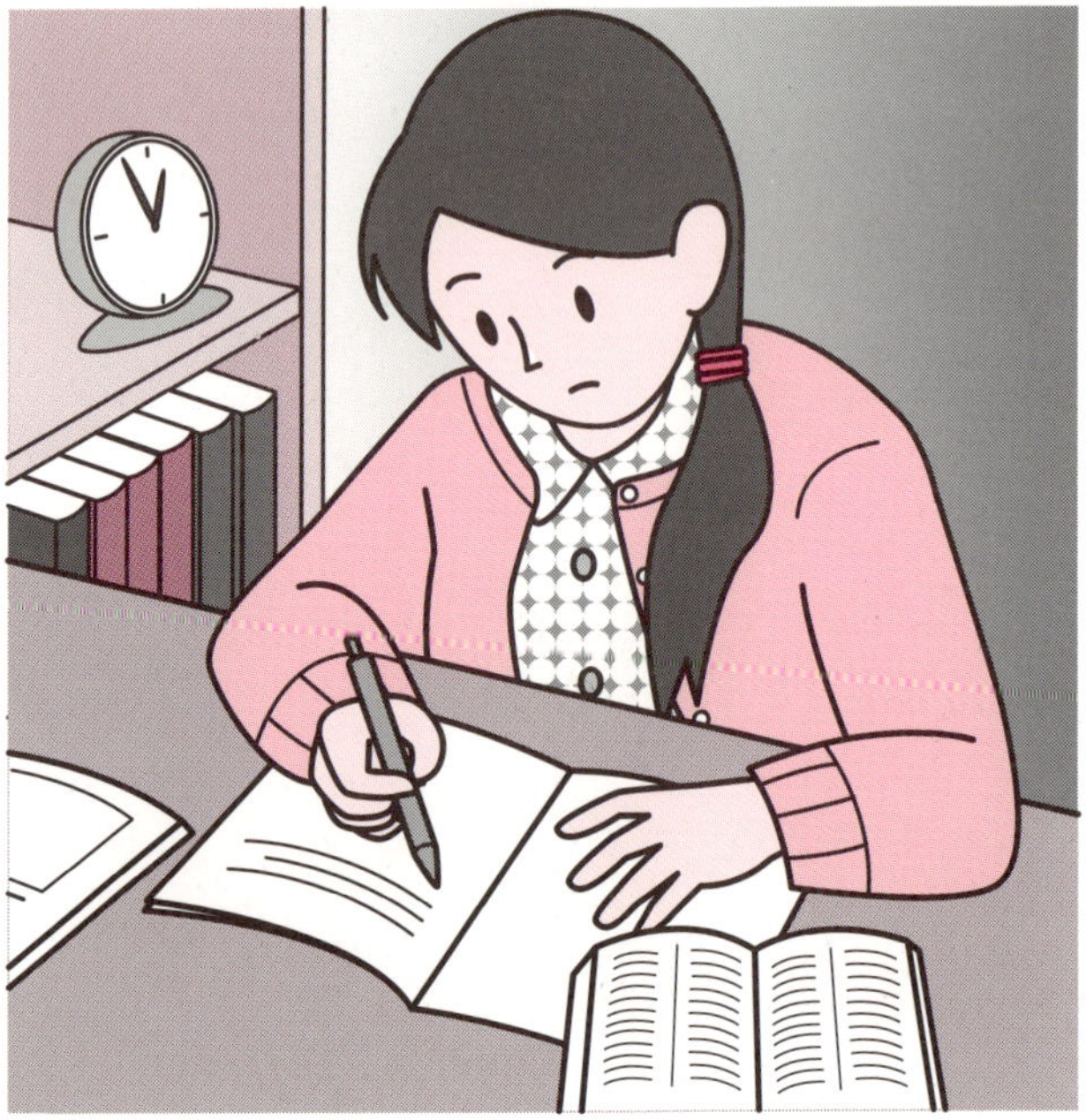

勉強もがんばっていた

大学受験に向けて、勉強もがんばっていました。毎日深夜まで机に向かいます。その努力の甲斐あって、成績も上位をキープしていたのです。

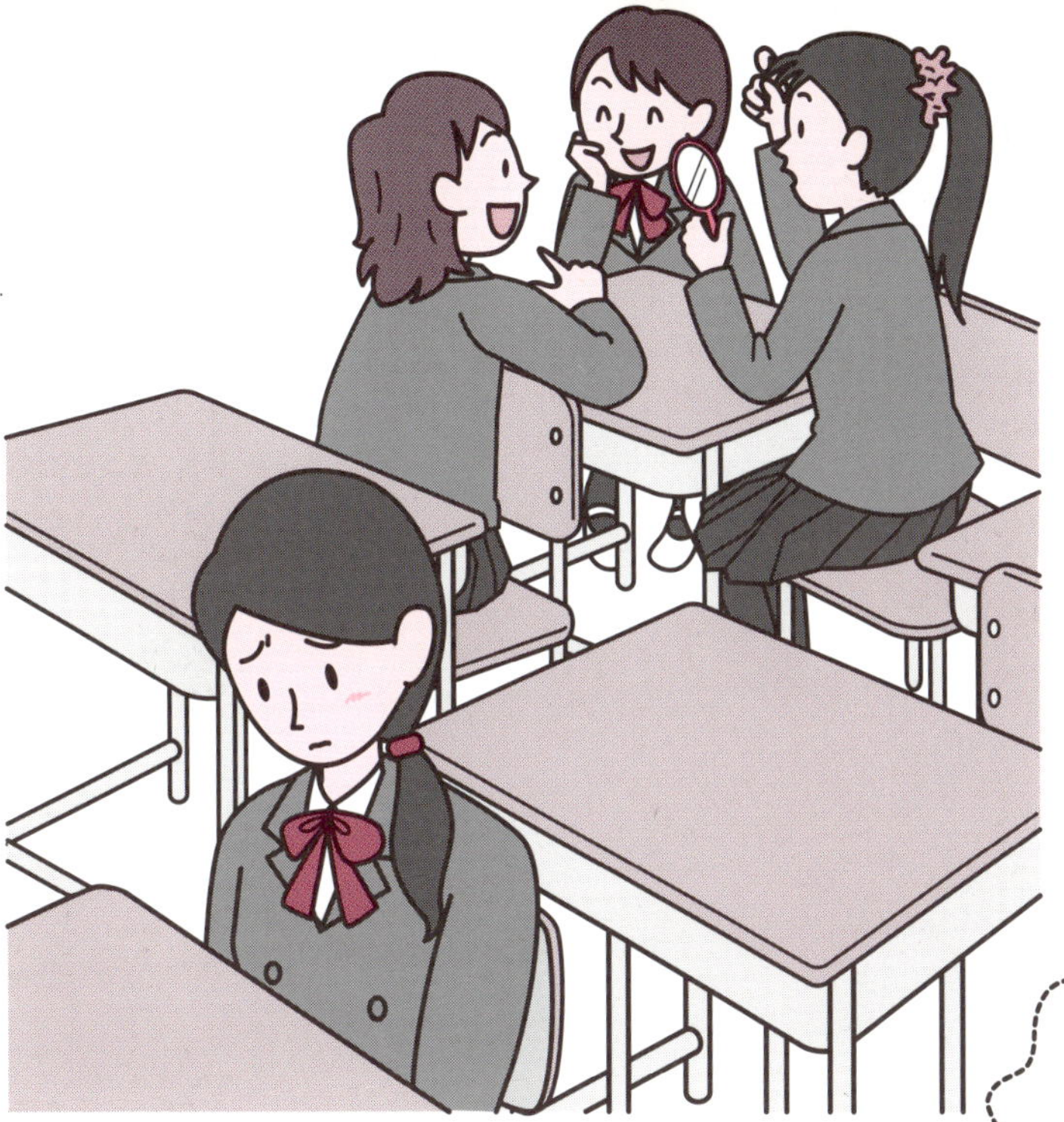

こころに芽生えた不安

連日の無理がたたったのか、あるとき試験で失敗し、成績をかなり落としてしまったBさん。クラスの皆が自分のことを笑っているように感じています。このままではクラス委員としても失格だと考えていました。心配のあまり、いろいろ考えて、夜も眠れない日が続きました。

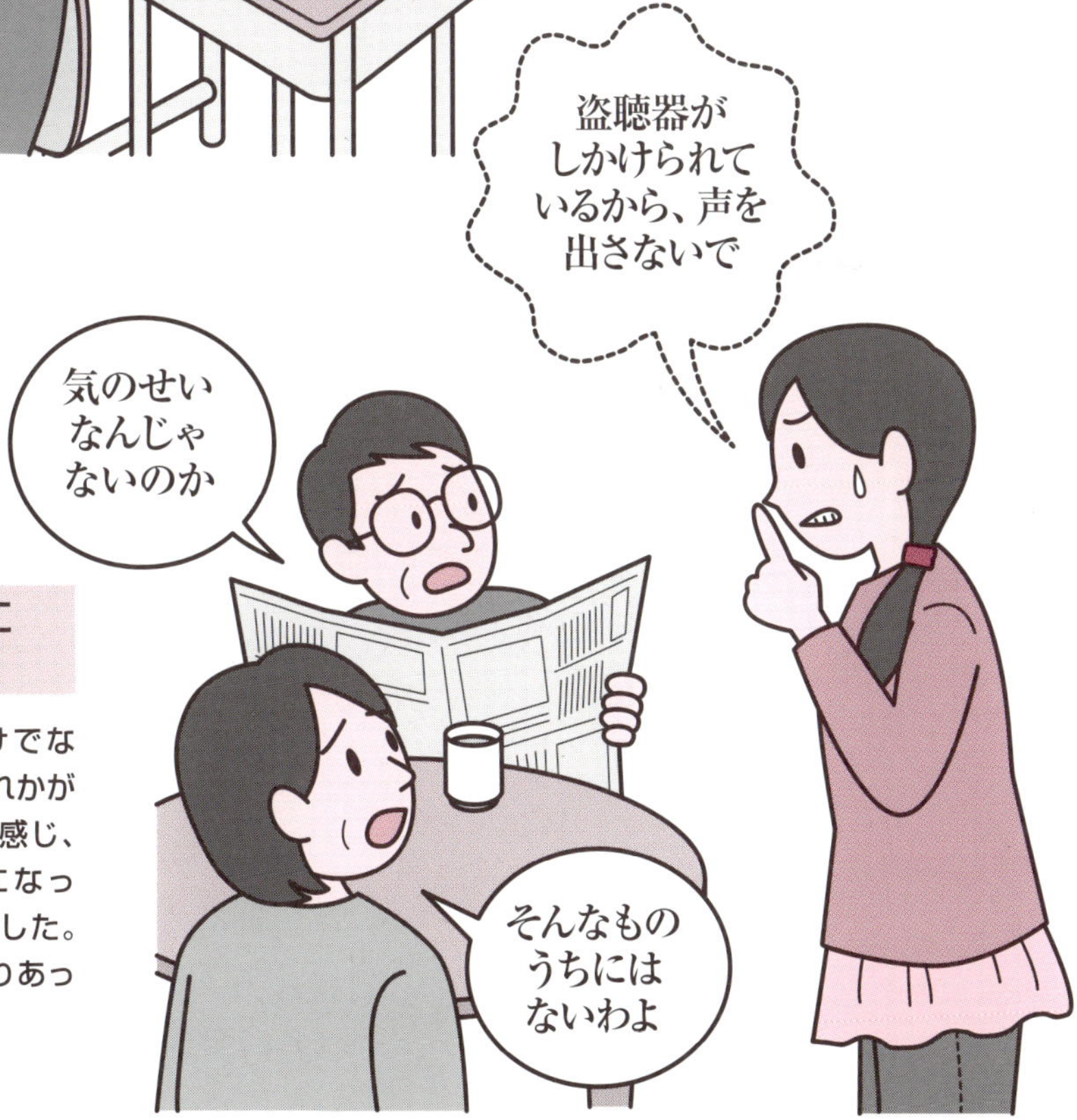
盗聴器がしかけられているから、声を出さないで
気のせいなんじゃないのか
そんなものうちにはないわよ

周囲の視線におびえる

クラスメイトだけでなく、自分の動向をだれかが探っているようだと感じ、家族のことも心配になって、両親に注意しました。ところがまともにとりあってもらえません。

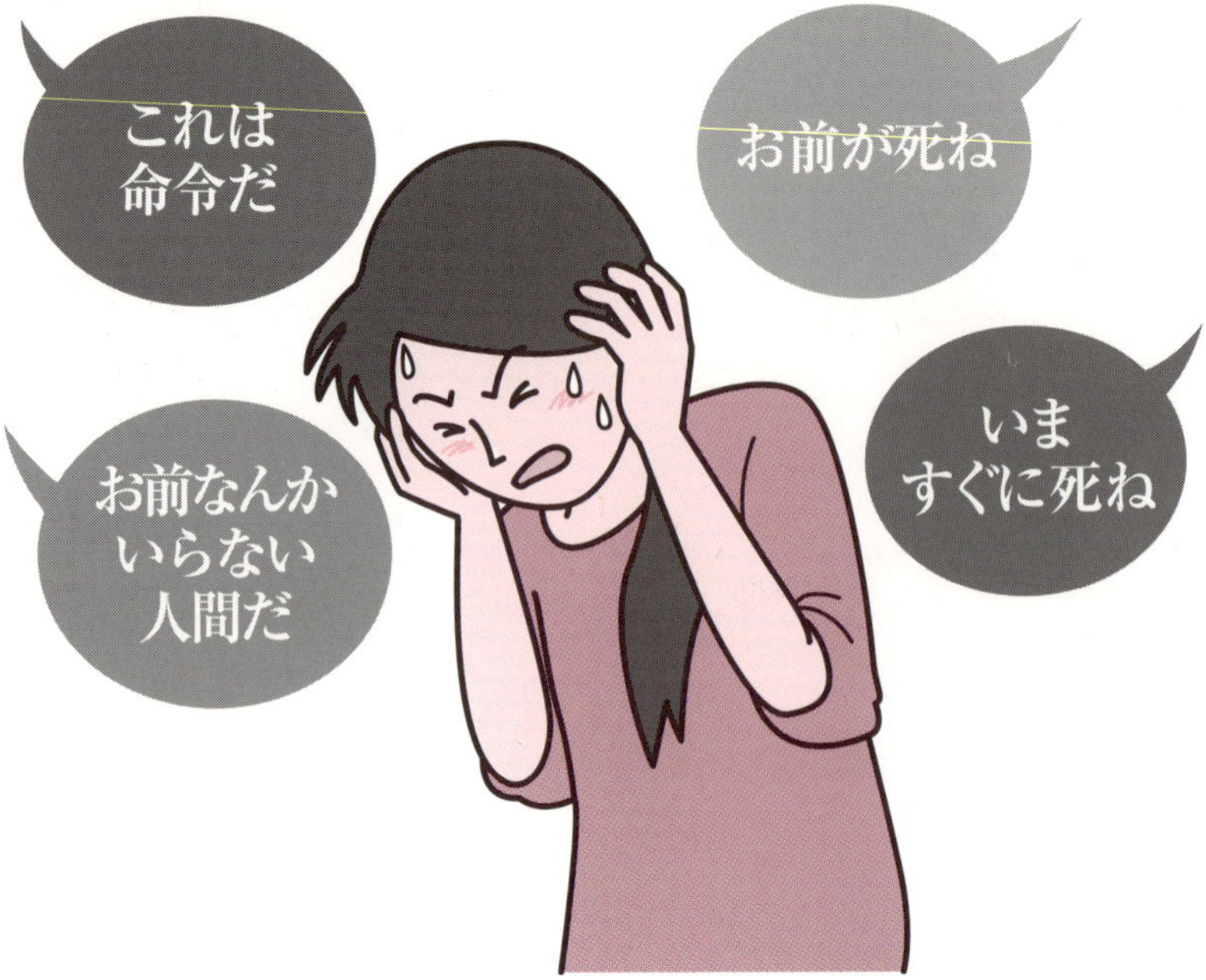
これは
命令だ
お前が死ね
お前なんか
いらない
人間だ
いま
すぐに死ね

天の声からの命令

そのうちＢさんに、「自殺しろ」と命令する声が聞こえるようになりました。Ｂさんはこの世にいらない人間だから死んでしまえと言うのです。どこから聞こえてくるのかわかりませんが、天の声のようでした。

家にあった薬で……

自分なんかいないほうがいいと思い、命令どおりに自殺を決心したＢさん。家にあった風邪薬を１瓶全部飲むことにしました。けれど、いざ薬を手にすると、こわくてしかたがありません。

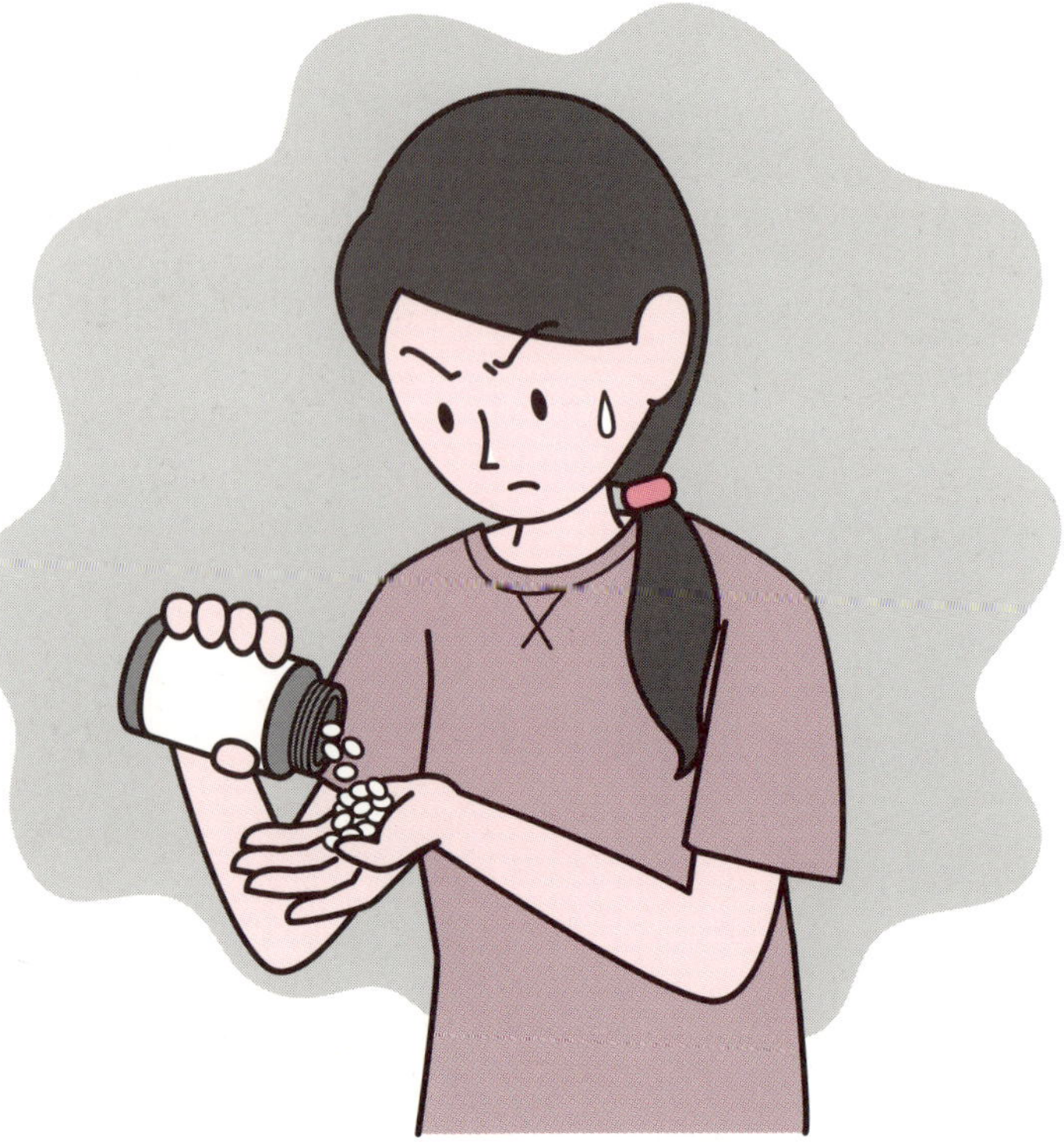

どうしていいかわからない

そのとき母親が気づきました。驚いた母親はオロオロしながらBさんに理由を聞きます。しかし、泣きながら言う「天の声」とはなんのことか、さっぱりわかりません。

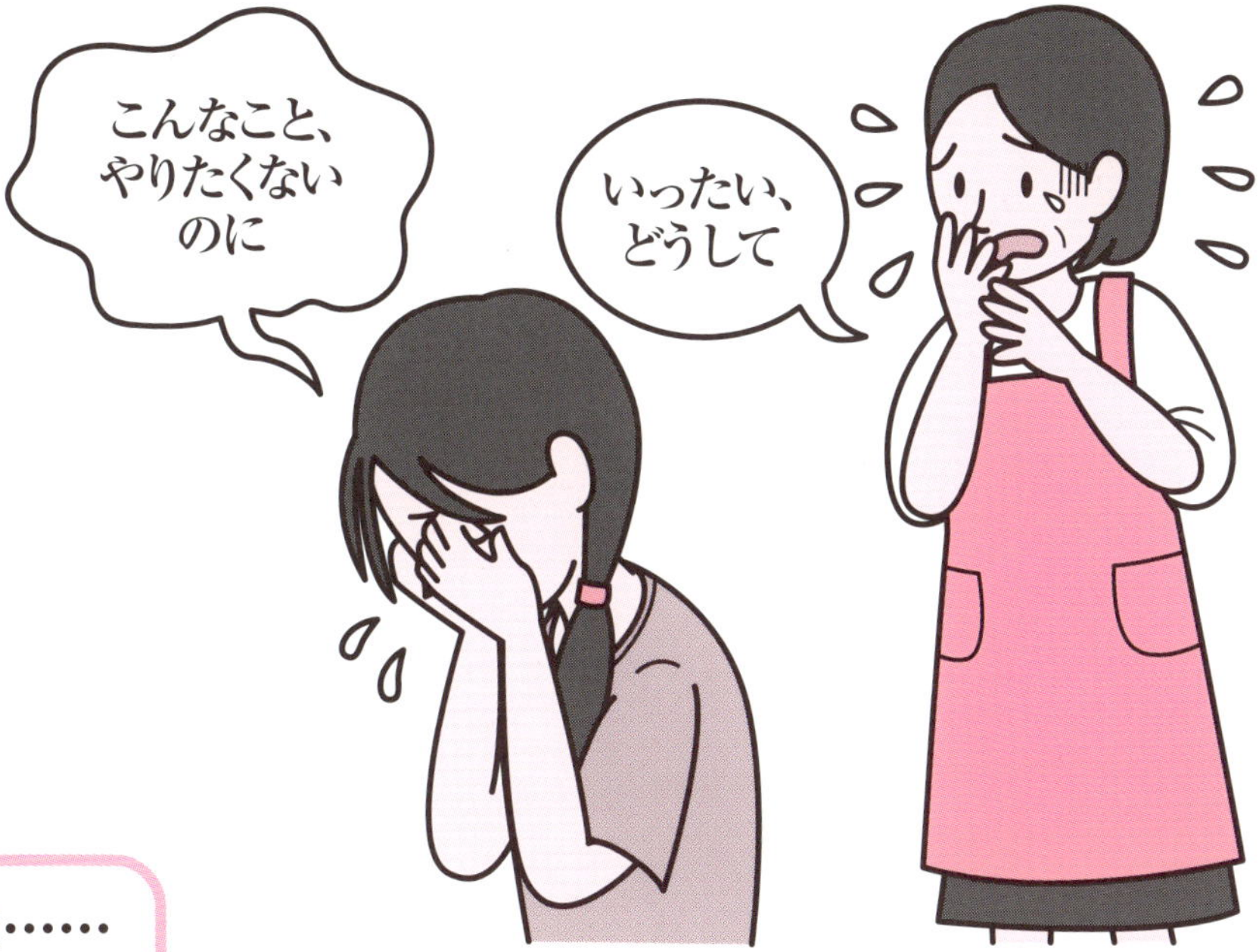
こんなこと、やりたくないのに
いったい、どうして

Bさんの場合は……

統合失調症でしょう。Bさんは、妄想による自己疎外感を両親に訴えていました。しかし両親はBさんが成績優秀、優等生だったため信頼しきっており、本人の異変を見ようとせず、病気の発症に気づきませんでした。

支離滅裂な話など複数の症状があらわれてきたのは病気が進行しているから。治療のためにすぐに受診する必要があります。

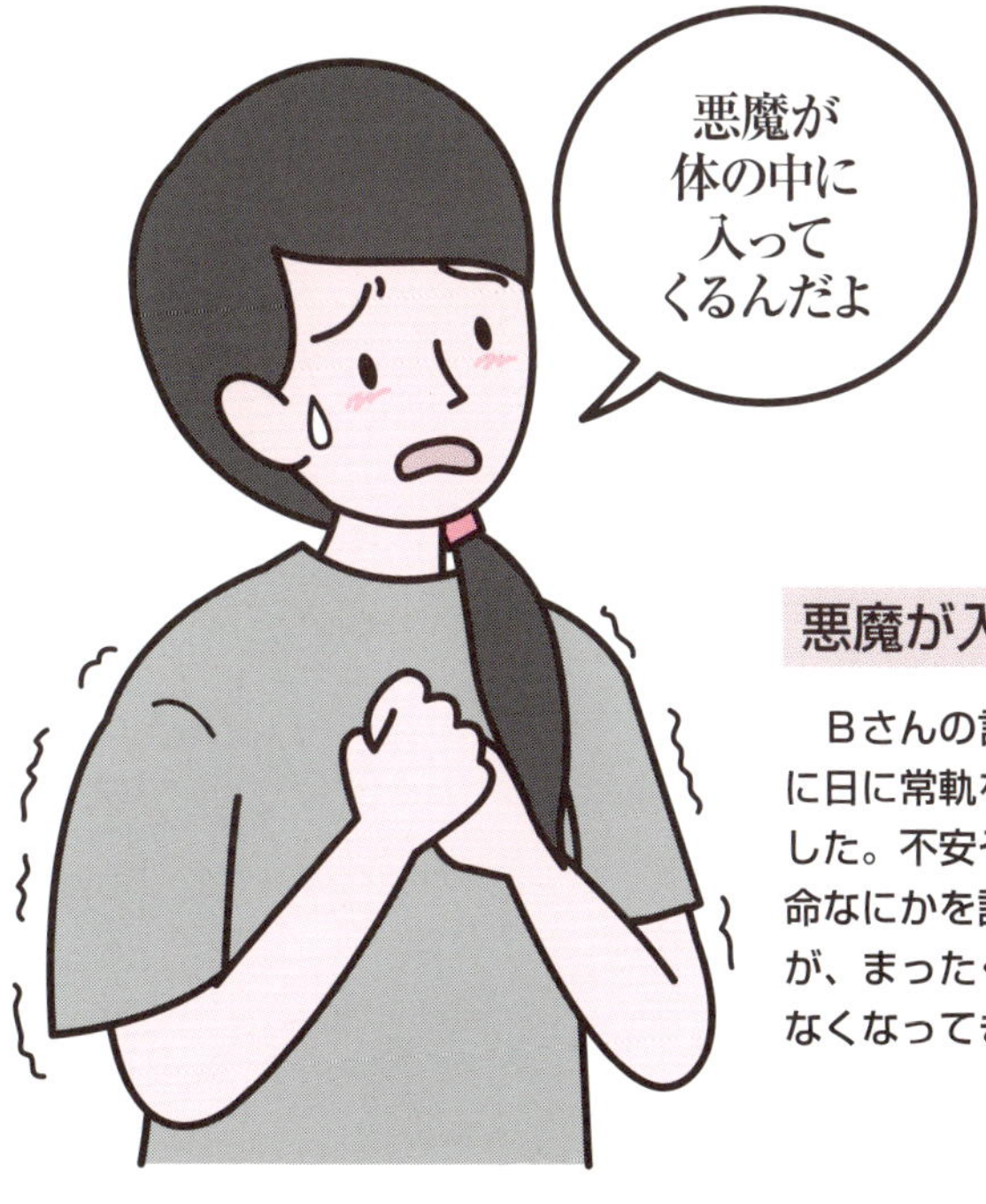
悪魔が体の中に入ってくるんだよ

悪魔が入ってくる

Bさんの言うことは日に日に常軌を逸してきました。不安そうに一生懸命なにかを訴えるのですが、まったく意味が通じなくなってきました。

ケース3 Cくんの場合

本人なりの心配やこだわりがある

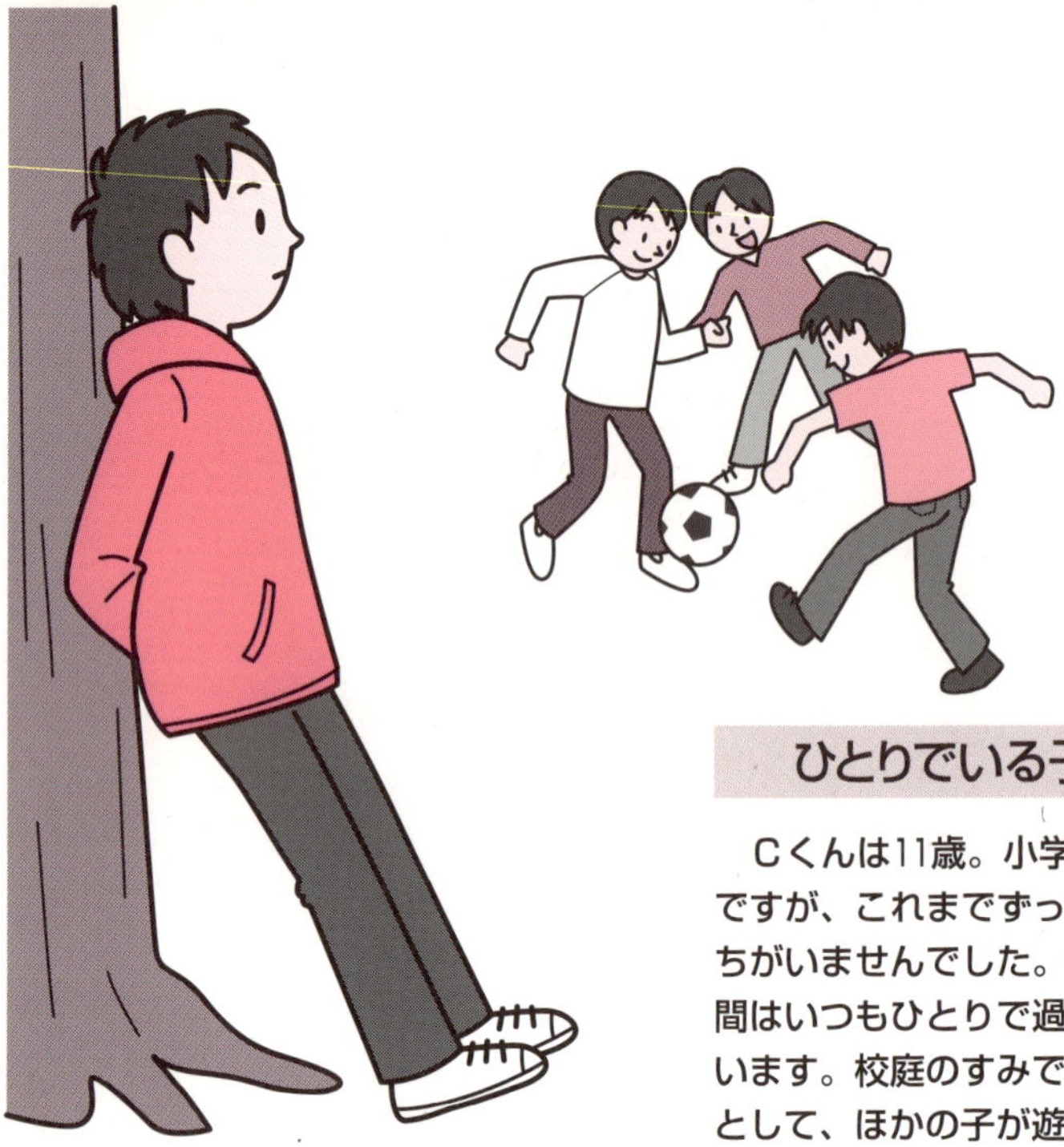

ひとりでいる子

Cくんは11歳。小学5年生ですが、これまでずっと友だちがいませんでした。休み時間はいつもひとりで過ごしています。校庭のすみでポツンとして、ほかの子が遊ぶのを眺めているだけでした。

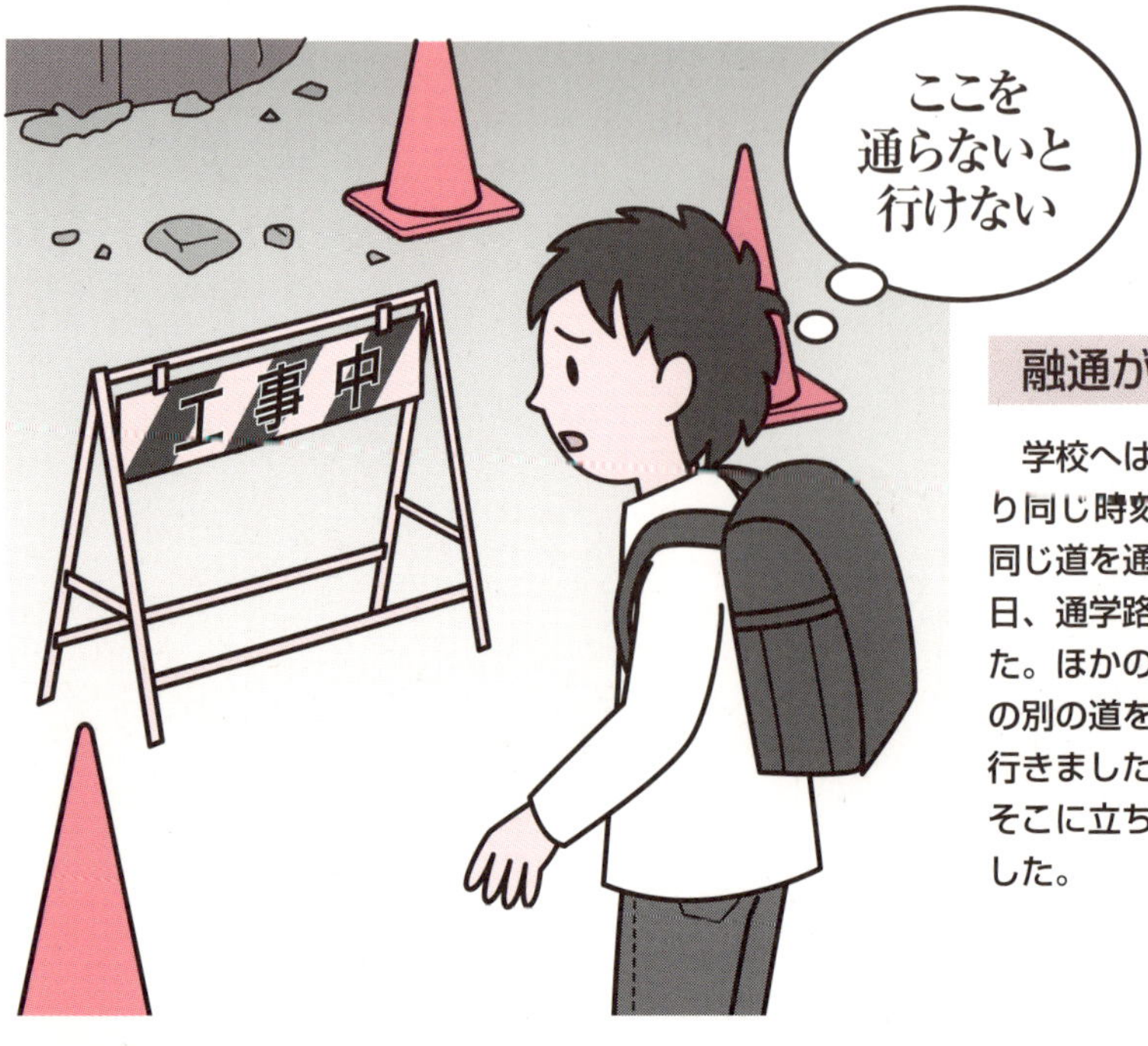

融通がきかない

学校へはいつもきっちり同じ時刻に家を出て、同じ道を通ります。ある日、通学路が工事中でした。ほかの子どもは近くの別の道を通って学校に行きましたが、Cくんは、そこに立ちつくすだけでした。

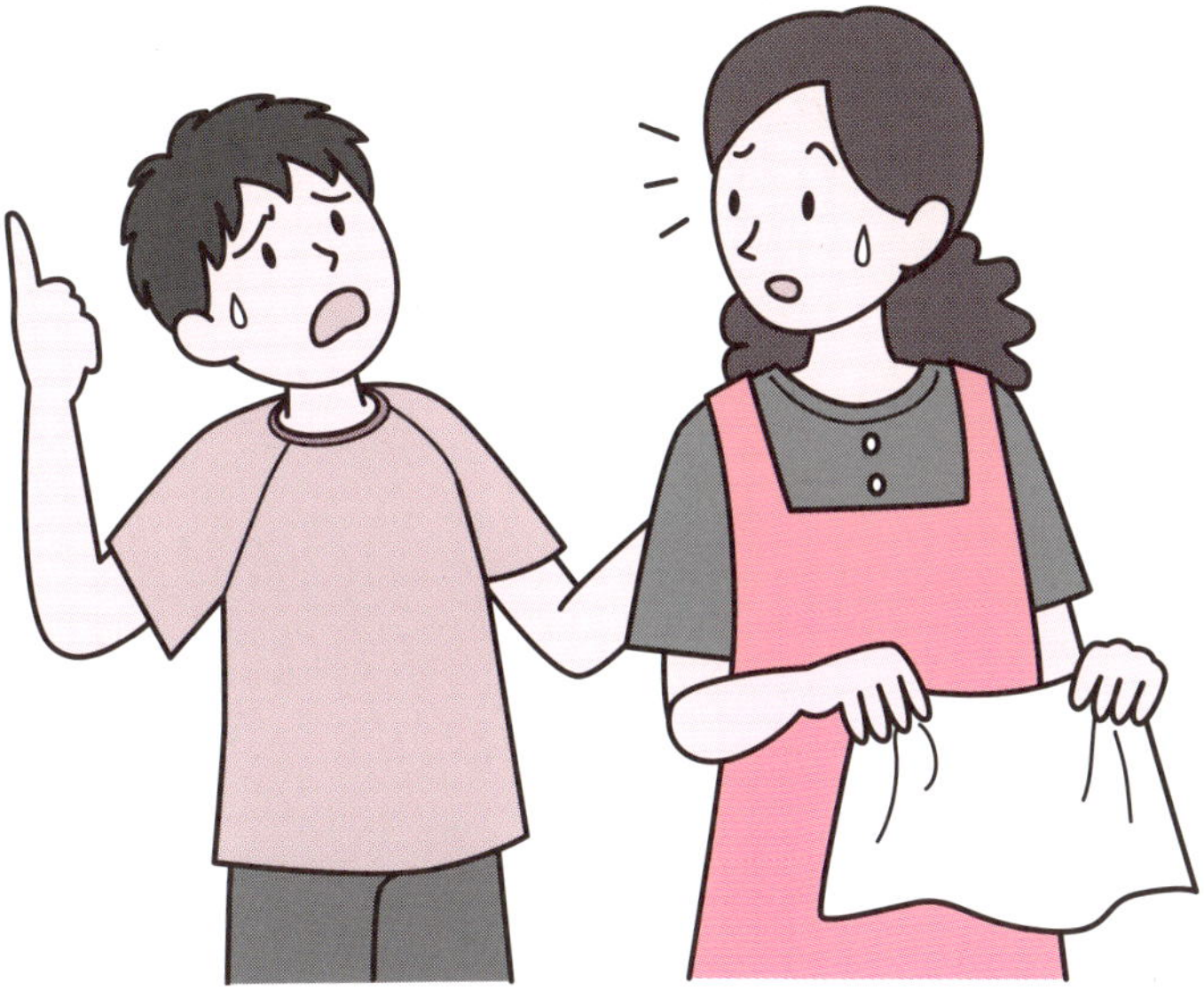

上の階の住人を気にする

マンションの上の階の物音を聞いて「暴力団の人が住んでいる。こわい」と母親に訴えます。ところが実際にはそんなことはありません。母親はこれまで何度も説明していますが、Cくんは納得していないようで、くり返し訴えます。

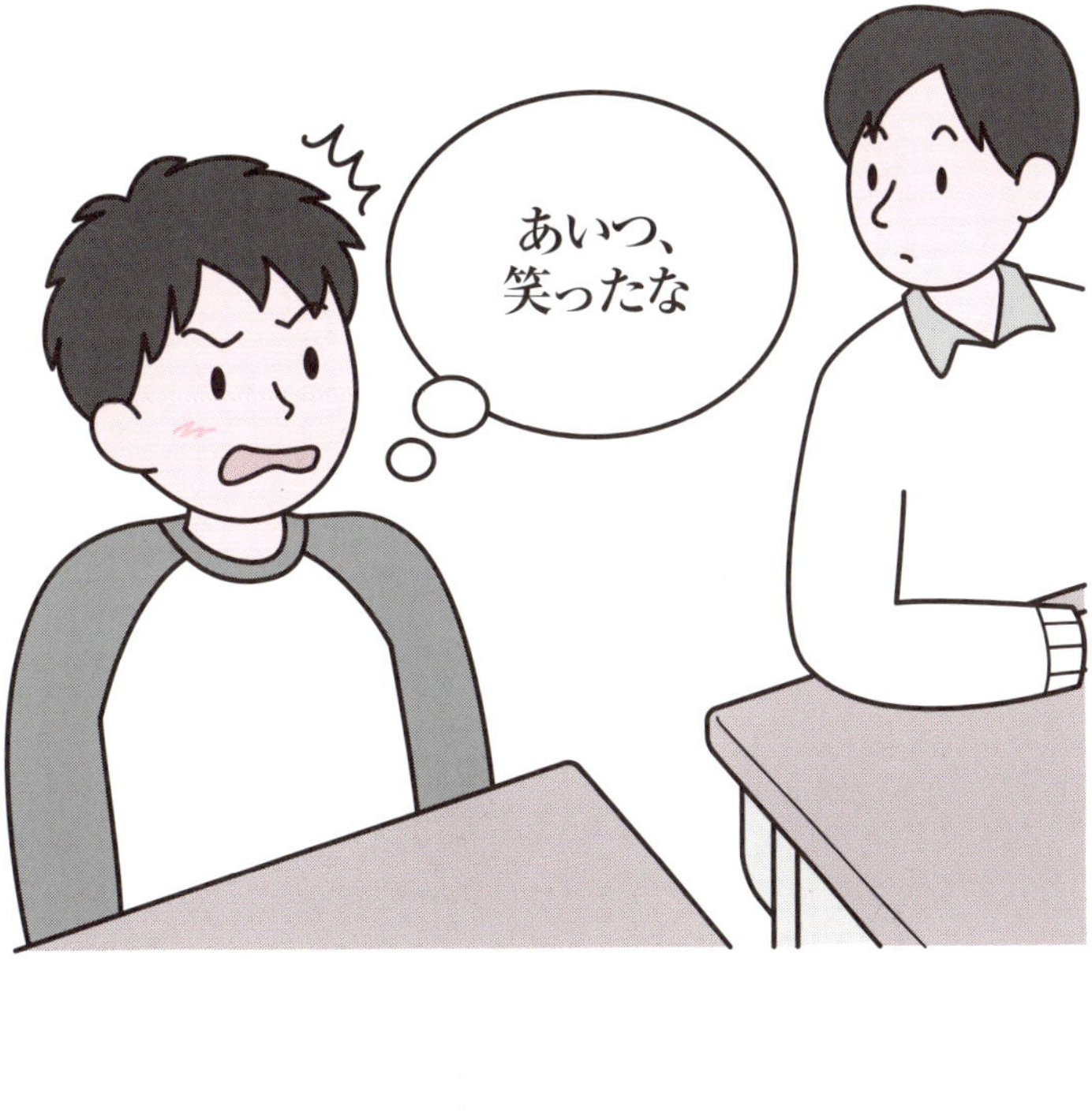

思い込みで怒る

Cくんは、突然怒ることがあります。本人は「隣の○○くんがぼくのことを笑った」などと言いますが、隣の子は単にCくんを見ただけ。思い込みというのでしょうか。それでケンカに発展することもあり、友だちとうまくコミュニケーションがとれません。

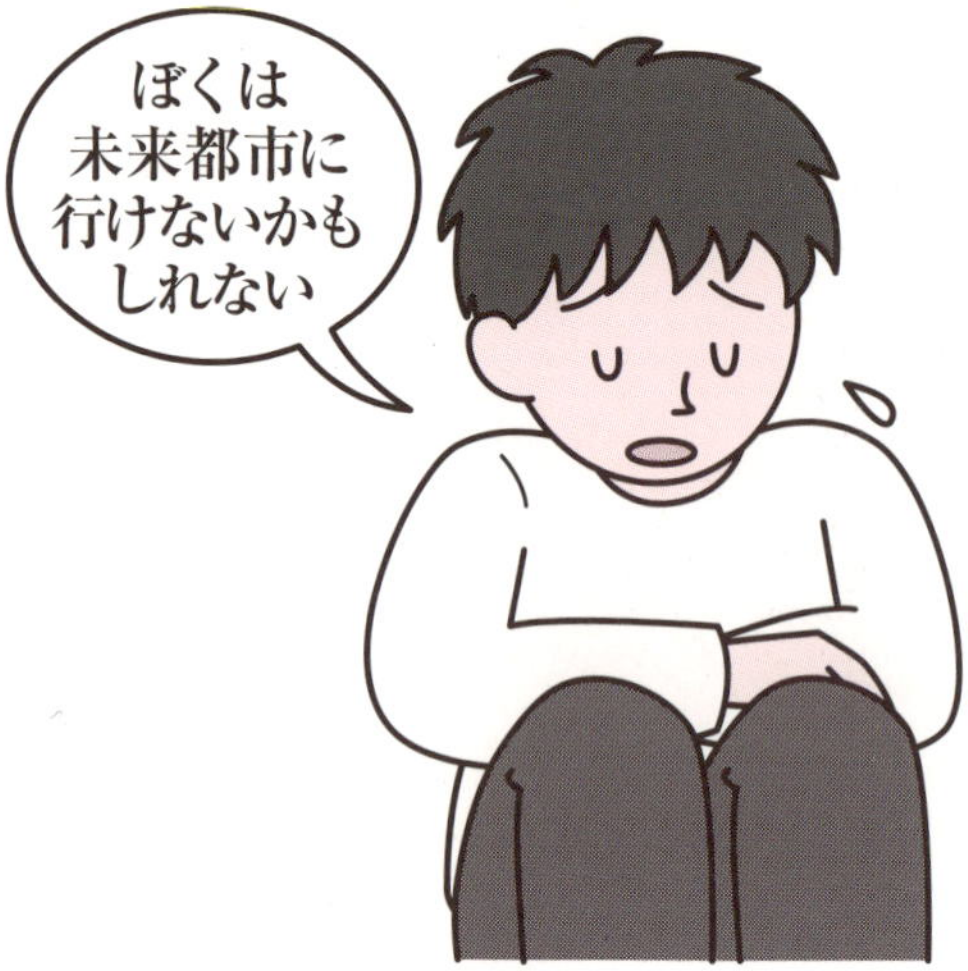
ぼくは
未来都市に
行けないかも
しれない

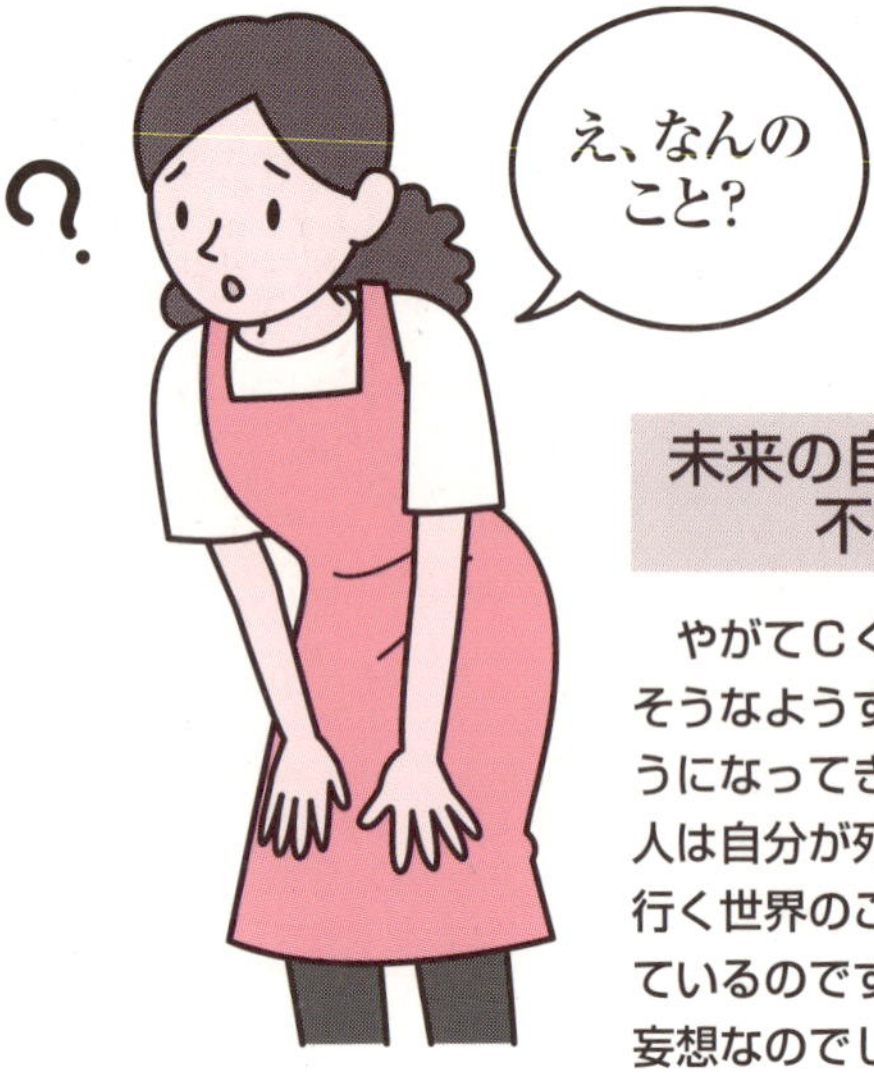
え、なんの
こと？

未来の自分への不安

やがてCくんは、不安そうなようすを見せるようになってきました。本人は自分が死んだあとに行く世界のことを心配しているのです。なにかの妄想なのでしょうか。

Cくんの場合は……

大人には見えないものにおびえたり、周囲には理解しにくい想像をしています。しかし、これは統合失調症の妄想や幻覚とは違います。幼いころから、友だちとのコミュニケーションがうまくとれず、こだわりがあったことなどから、おそらく統合失調症ではなく、アスペルガー症候群（Ｐ52参照）だと思われます。やはり一度受診しておくことをすすめます。

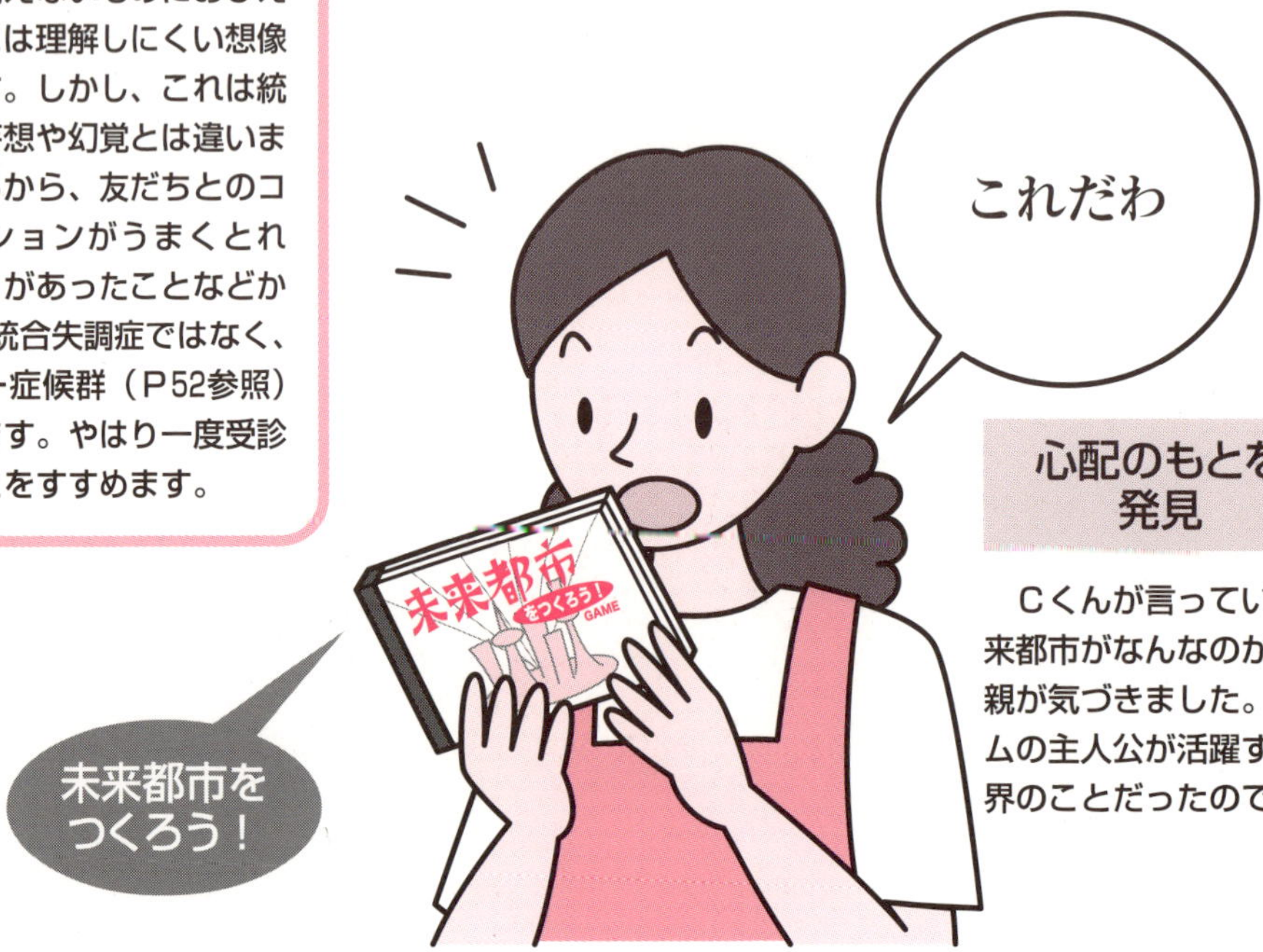
これだわ
未来都市
をつくろう！
GAME
未来都市を
つくろう！

心配のもとを発見

Cくんが言っていた未来都市がなんなのか、母親が気づきました。ゲームの主人公が活躍する世界のことだったのです。

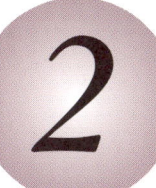

2

思春期ならではの症状のあらわれ方

不登校やひきこもり、うつ状態かと心配しているうちに、
じょじょにいろいろな症状があらわれて、ようやく統合失調症と気づく……。
思春期特有の本人のこころの不安定さなのか病気なのか、
最初のうちははっきりわからないことが、少なくありません。

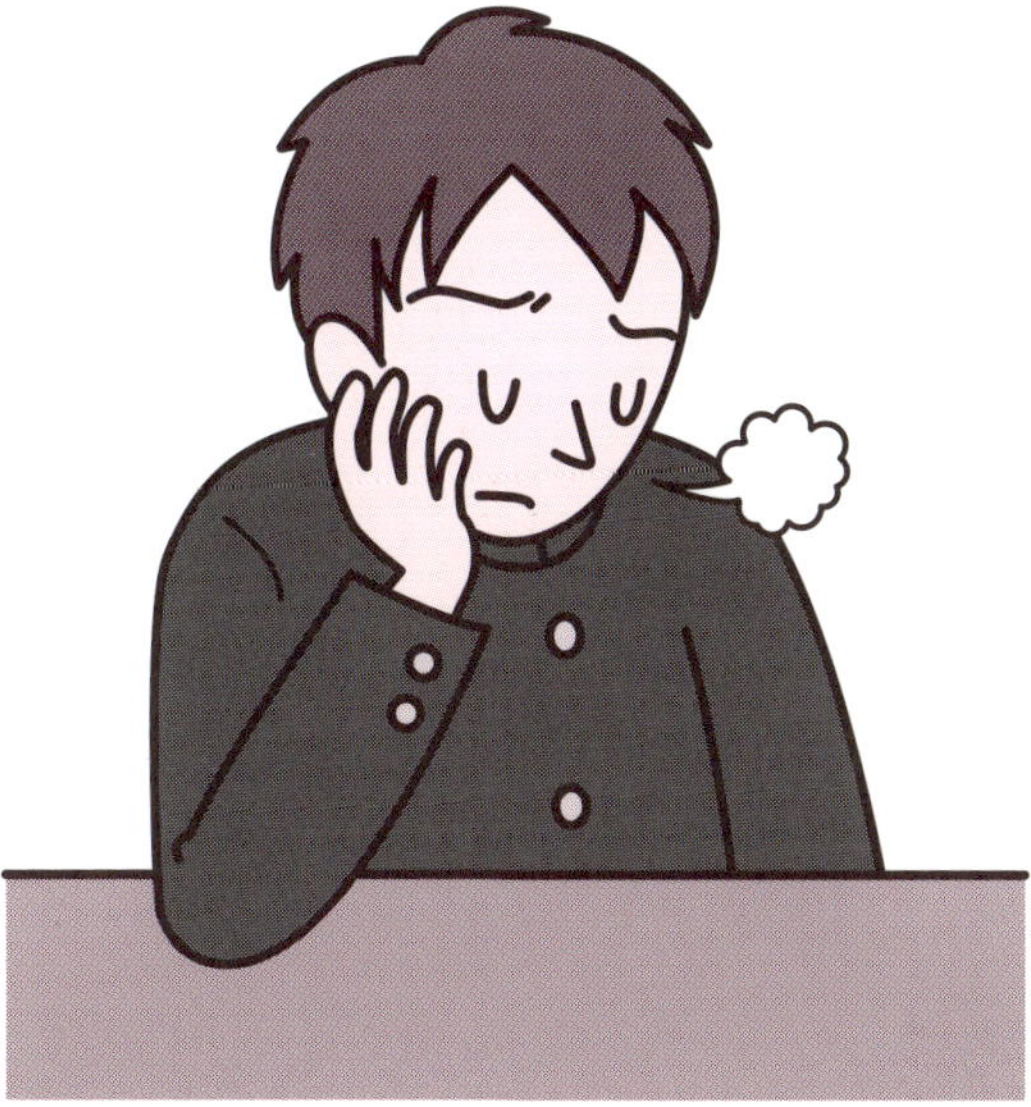

症状①

幻覚や妄想から統合失調症だと気づく

思春期を迎えた子どもが、現実離れした妄想にとらわれたり、あるはずのない声が聞こえるなどと訴えたりしはじめたら、統合失調症を疑ったほうがよいでしょう。

周囲からみて

急に、これまでとはまったく違うようすがみられるようになったら注意が必要です。

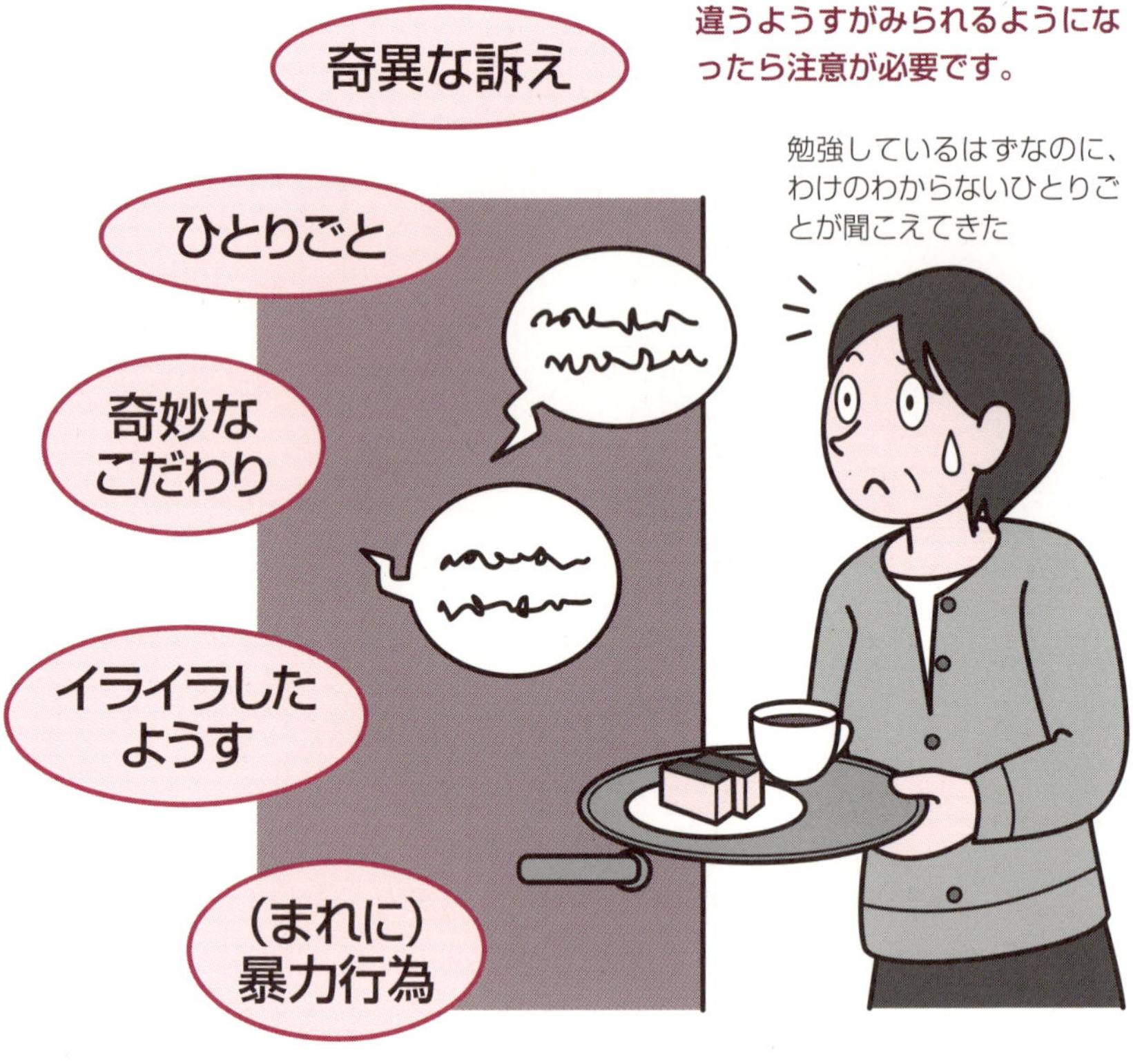
勉強しているはずなのに、わけのわからないひとりごとが聞こえてきた
奇異な訴え
ひとりごと
奇妙なこだわり
イライラしたようす
（まれに）暴力行為

頭の中の統合ができなくなる病気

私たちは、感覚から得る情報や感情、記憶など、さまざまな要素を統合して思考しています。それは脳をはじめとする神経系の働きによるもの。この働きになんらかの変調が生じ、頭の中で統合されるはずの情報がまとまらなくなってしまう病気が統合失調症です。

思考にまとまりのなさが生じる病気は、統合失調症にかぎりません。ただ、この病気の場合、初期にはほとんどの例で、存在しないはずの声が聞こえたり、ものが見えたりする幻覚や、現実離れしたことを信じ込む妄想がみられます。幻覚、妄想があれば、統合失調症を疑う必要があります。

本人が訴えること

まわりの人にとってはおよそ信じがたい内容の訴えですが、本人は真剣です。

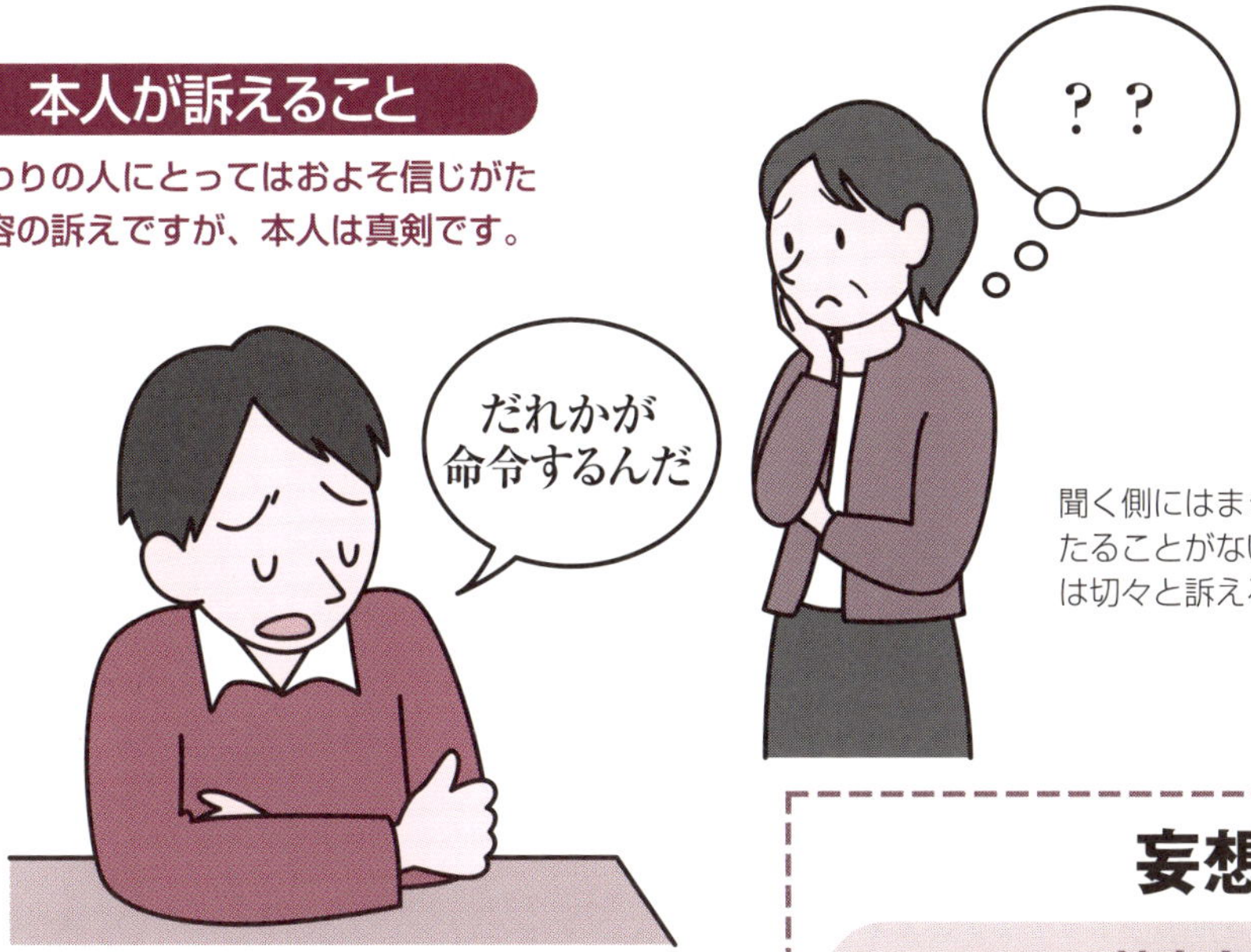

聞く側にはまったく思い当たることがないが、子どもは切々と訴える

幻覚や幻聴

幻聴
存在するはずのない言葉や音が本人には確かに聞こえ、命令する。複数の人の会話で聞こえることも

体感幻覚
内臓が体の中で動いている、皮膚の下に虫がいるなどの理解しにくい感覚の異常

妄想

被害妄想
まわりの人が自分に対して悪意をもっていると確信し、ものごとをすべて被害的に受け止める

関係妄想
みんなが自分のうわさをしている、テレビで自分のことが放送されているなど、ものごとをすべて自分に関係づけてとらえる

誇大妄想
自分が地球を支配している、自分には1兆円の資産があるなどと、ものごとを極端に大きく考える

思考障害
自分の考えが他人に抜き取られてしまう、テレパシーで伝わってしまう、他人の考えが自分の中に入ってくるなどと思いこむ

知覚過敏
人の声、ラジオの音などが異様に騒がしく聞こえる、蛍光灯の光がまぶしい、味覚が変になる、など

陽性症状と陰性症状にグループ分けできる

統合失調症の症状はいろいろですが、妄想や幻覚などがあらわれる陽性症状と、意欲の低下、無為などのあらわれる陰性症状／認知障害に大別されます。

思春期の子どもは陽性症状が出ないことも

統合失調症の症状は、二つに大別できます。陽性症状があらわれて発病に気づき、治療を開始。陽性症状がおさまったあと、経過が長くなるにつれ、陰性症状が明らかになってくるというのが一般的なパターンですが、じつは例外も少なくありません。

とくに思春期の子どもの場合、陽性症状がはっきりと出ないことがあります。また、激しい妄想があってもそれを言葉で訴えず、自室に閉じこもるといった形であらわすこともあります。

言っていることが支離滅裂になる

日常的な短い会話はできても、少し長く話そうとすると、支離滅裂になってしまい、聞いている相手には理解できません。これも症状のひとつ。思考にまとまりがなくなる「思考障害」の例です。

▼症状の例

幻聴や被害・関係妄想。通常では気にならないことが気になってたまらず、強い不安感や恐怖感をもったり、奇妙な意味づけをして納得したりする。攻撃的な言動や奇妙な姿勢が目立つこともある

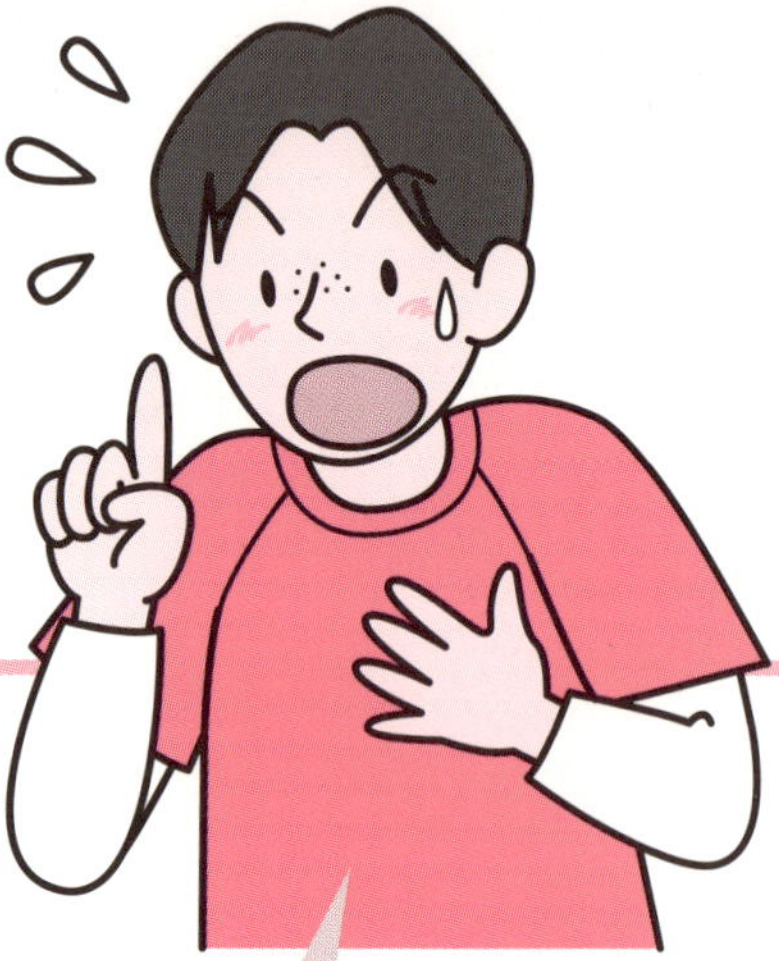

本人の訴えの例

- 自分の姿や行動を隠しカメラで監視されている
- 悪い人たちが自分をつけまわし、殺そうと狙っている
- 自分の考えが頭から抜き取られて、みんなに知られている
- 「声」が自分に命令して、やりたくもないことをやらせようとする

陰性症状／認知障害

▼特徴

精神活動の低下を示す症状。自発性がなくなり、どんなことに対しても興味・関心を示さなくなる。集中力が続かず、コミュニケーションが苦手になる。ただ、陰性症状だけでは、統合失調症かどうか判断がつきにくい

▼出やすいとき

発病後の時間経過とともに明らかになるが、実際には発病と同時に存在している。陽性症状にくらべ、長く続く。怠けているようにもみえるが症状のひとつ。周囲の理解が必要

▼症状の例

表情に乏しく、感情の動きが平板。会話が成り立ちにくい。風呂に入ろうとしなくなったり、人づきあいをいやがるようになったりする。学校に行けず、勉強にも取り組めず、一日中、ぼんやりと無為に過ごす日々が続く

陽性症状

▼特徴

幻覚、妄想、興奮など、通常とは明らかに異なる精神症状。はたからみてわかりやすく、目立つ症状であるため「陽性」と称される。薬物療法が効きやすい

▼出やすいとき

発病して間がなく病気の勢いが強いときや、いったんよくなったものの病気が再発したときなどにあらわれやすい

ひとりが、どちらの症状も併せもっている

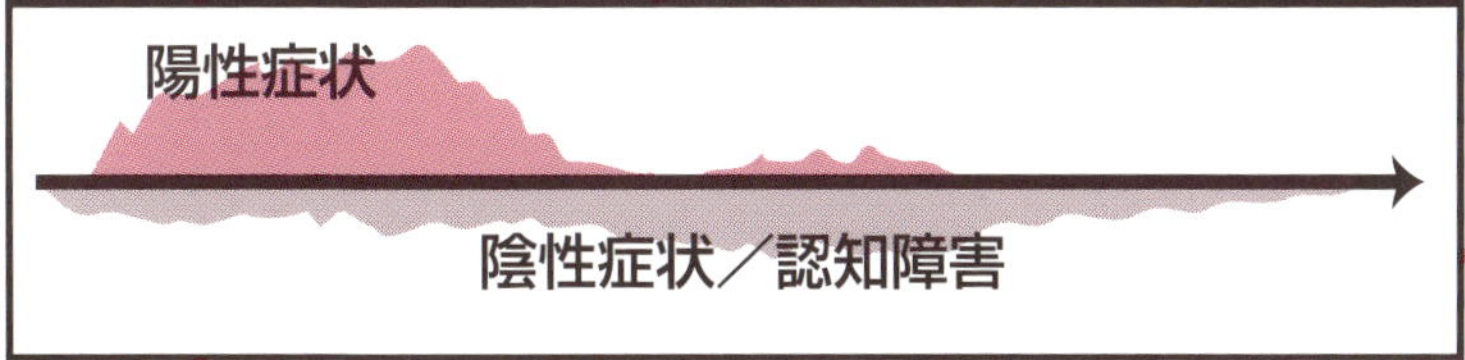

陽性症状も陰性症状／認知障害も、病気の初期から存在するといわれています。しかし、陽性症状が激しい時期は、陰性症状／認知障害に気づきにくいため、陽性症状しかないようにみえるのです。本人は「なにか集中力が続かない」「気が散る」「意欲が落ちている」と自覚している場合もあります。

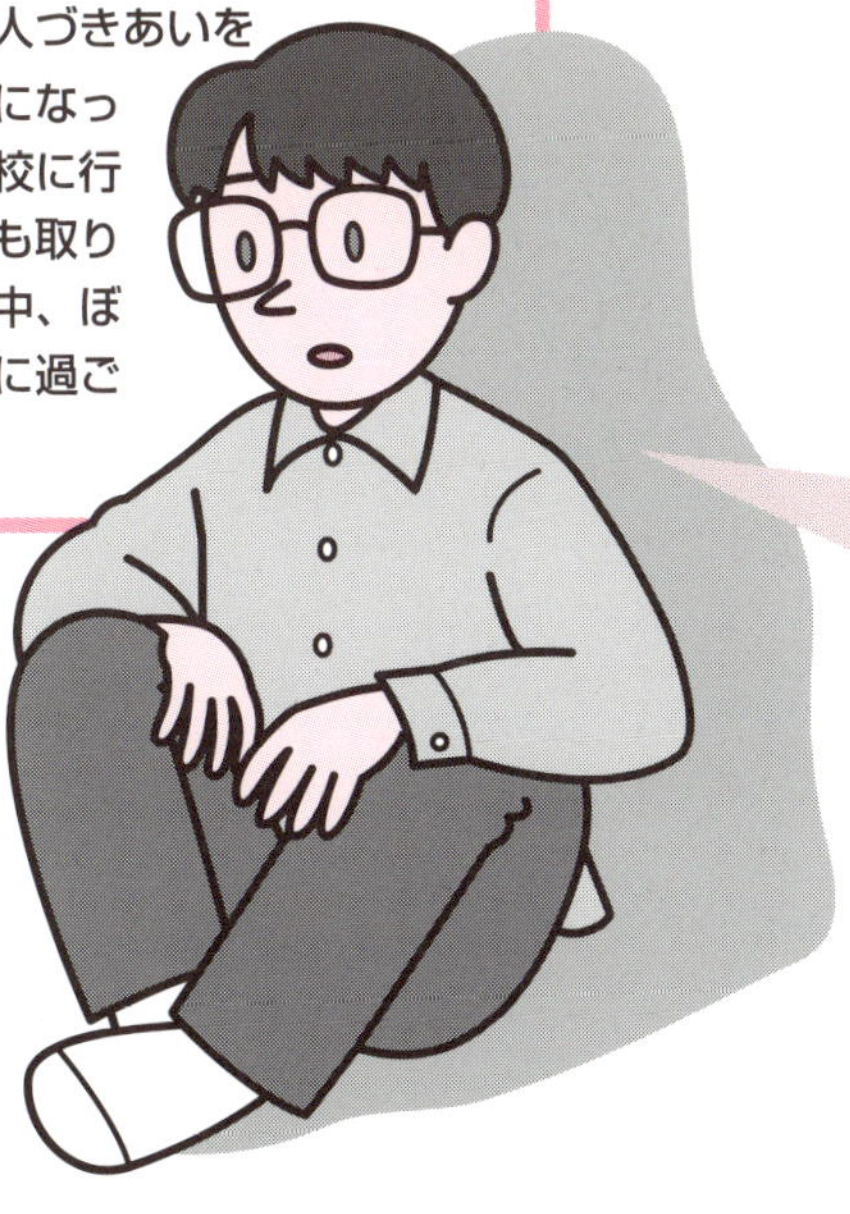

本人のようすの例

- ●学校に行けない
- ●なにもやる気がしないようで呆然としている
- ●なにかを訴えることがなくなってしまう
- ●言葉をかけても、ほとんど反応がない
- ●自室に閉じこもりきりになる

タイプ

思春期に発症しやすい病型がある

思春期の統合失調症に多いのは、陰性症状を中心とする解体型。成績が落ちはじめ、友だちづきあいもしなくなり、学校に行かなくなる――そんな形で始まることもあります。

統合失調症の病型

主な症状の違いから、病型は3タイプに分けられます。残遺型をプラスして4タイプとすることもあります。

解体型

思春期から青年期にかけて発病しやすいタイプ。感情表現や意欲がじょじょに失われ、学校は休みがちに。まとまりのない言動やひとりごと、ニヤニヤ笑いなどが出てきます。幻覚や妄想も伴いますが、陰性症状が中心で気づかれないまま進みやすい傾向があります。

緊張型

20歳前後に急激に発病することが多いタイプ。非常に興奮してまとまりがない状態に陥るか、なにもできず、動けなくなってしまう「途絶《とぜつ》」の状態になるかのどちらかです。症状は激しいものの、比較的もとの状態に戻りやすいとされています。

妄想型

妄想を主症状とするタイプ。被害妄想を訴えることが多く、進行すると現実離れした妄想をもつようになりますが、軽症の場合、「疑り深い」と思われる程度で、病気とは気づかれないことも。大半は30歳以降に発病します。

残《ざん》遺《い》型《がた》

ほとんど陰性症状だけというタイプ。解体型と診断されたり、統合失調症ではなくパーソナリティ障害の一類型とされたりすることもあります。

症状によってタイプ分けできる

統合失調症といっても、そのあらわれ方は人によって違います。大別すると三つないし四つのタイプに分けることができます。

思春期に多いのは、はっきりいつとわからないまま発病し、じわじわと進行していく解体型。かつては思春期を意味する「破瓜《はか》」型ともいわれていたほど、発病時期がこの年代に重なっています。

解体型の場合、妄想や幻覚を言葉としてうまく表現できないことがあります。そのため、病気だとわからず、治療が遅れてしまうことがあります。

頭の中が混乱する

思春期は、青年期の次に統合失調症が発症しやすい年代。思春期特有のこころの状態が、頭の中の混乱に拍車をかけます。

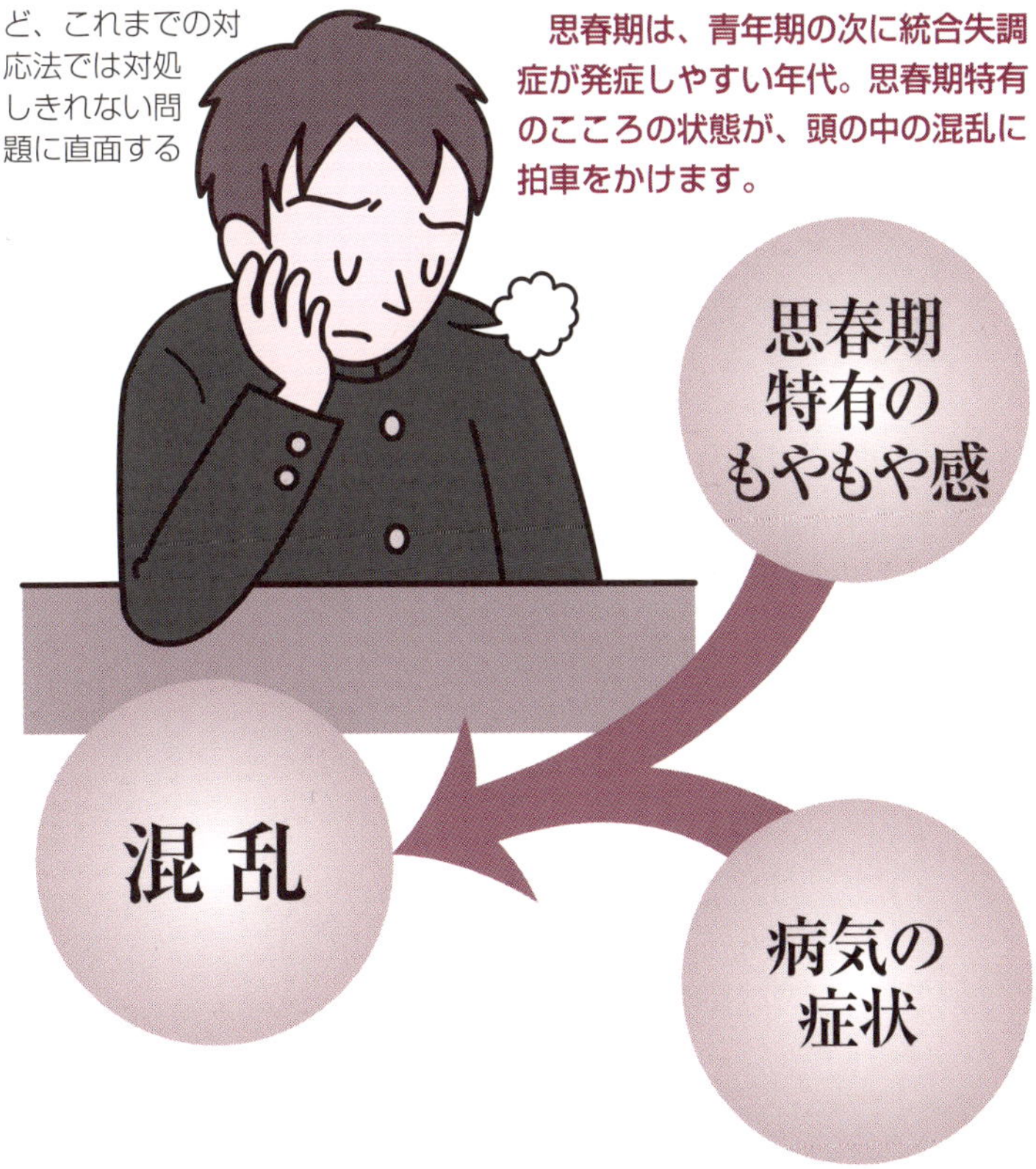

生活の領域が広がり、第2次性徴があらわれるなど、これまでの対応法では対処しきれない問題に直面する
思春期特有のもやもや感
混乱
病気の症状

思春期は妄想をいだきやすい時期

子どもから大人へと成長していくなかで、思春期は「自分とは何者なのか」ということをつかみ、自我を確立していく時期にあたります。自分というものを意識し、自分への関心が高まるとともに、他人の目に映る自分の姿も気になりはじめます。

この時期、自分のことや自分と他人との関係について悩みをかかえるのは、どんな子どもも同じです。

あれこれ思い悩むなかで、他人のふるまいをなんでも自分に関連づけて解釈してみたり、自意識が傷つけられそうなときには自分に都合のよいストーリーをつくりあげて現実逃避をしたりと、妄想めいた考えをもつことはめずらしくありません。

このような思春期の心性を十分に吟味して、統合失調症の診断を考えていかなくてはなりません。

進み方①

頭の中が大混乱になる「急性期」

発病初期や再発時にみられる、妄想や幻覚などが激しい時期を急性期といいます。本人は激しい不安から、攻撃的になったり自室に閉じこもったりして、周囲を困惑させます。

情報がいっぱい入る

以前にはまったく気にとめていなかったさささいなことが、気になってしかたがない状態に陥ります。

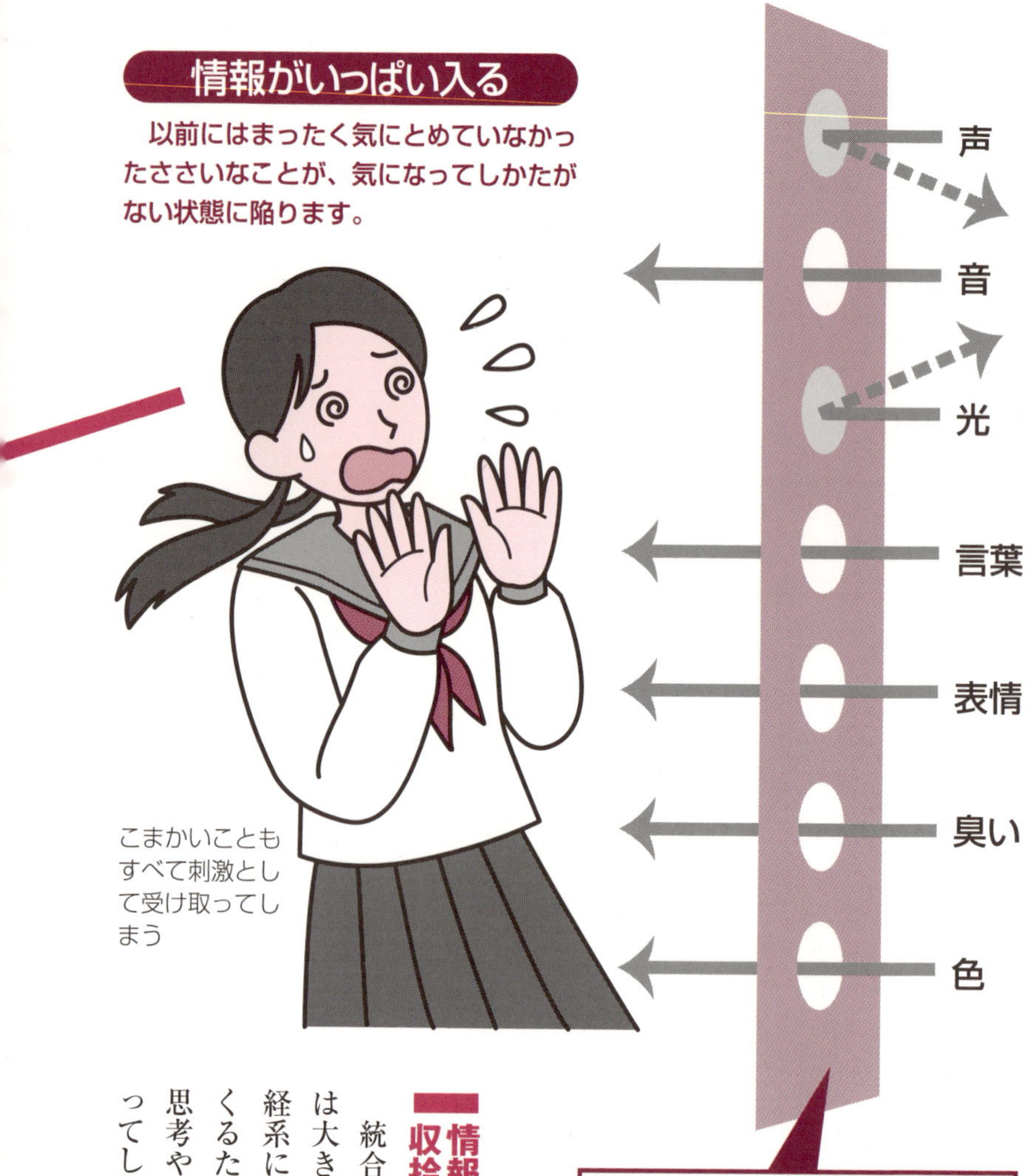

こまかいこともすべて刺激として受け取ってしまう

フィルター機能に障害

普通、神経のネットワークにはフィルターのような働きがあり、外界から流れ込む情報のうち、不必要なものはカットしている。このフィルターが破れ、あらゆる情報が流れ込んできてしまうと、たとえられるのが統合失調症の状態

情報が入りすぎて収拾がつかない

統合失調症の急性期、頭の中では大きな混乱が生じています。神経系にあらゆる情報が流れ込んでくるために収拾がつかず、適切な思考や行動に結びつけられなくなってしまっているのです。

過覚醒の状態

危機感から常に張りつめているような状態です。自分では冷静なつもりでも、適切な判断ができません。神経の活動が激しくなりすぎて、混乱してしまうのです。ひどく舞いあがって興奮した状態になり、普通はしないような突拍子もない行動に出てしまうこともあります。

さまざまな症状としてあらわれる

妄想

幻覚

興奮

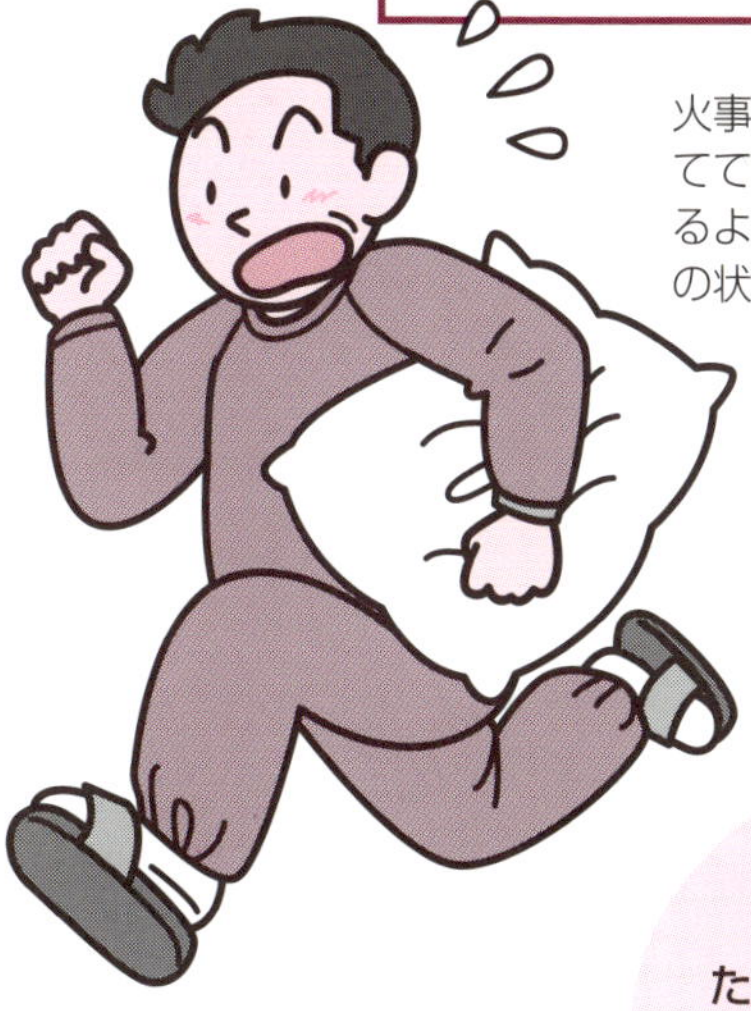

火事だと言われ、あわてて枕をかかえて逃げるような人も、過覚醒の状態になっている

神経の過活動

本来、情報の処理をする際にカットされていた情報まで流れ込み、神経を刺激する。神経の活動は激しくなるが、あふれる情報を処理しきれない。この状態を過覚醒という

不安、恐怖

ささいなことまで気になってたまらず、不安や恐怖でいっぱいに。不安の原因がなにか自分なりに考えて納得しようとするが、論理立った思考ができず、現実離れした妄想になってしまう

身を守ろうとする

「監視されている」「自分の考えが筒抜けになる」などと思い込み、危険から身を守るために自室にひきこもったり、他人との接触をこばんだりする

　陽性症状が出やすいのはこの時期です。気ばかり焦ってイライラしたり、よく眠れなくなったりします。ふだんならなんとも思わない物音や臭い、他人の表情などが、気になってしかたなくなり、幻覚や妄想などに結びつきやすくなります。それまでとは行動や態度がガラリと変わり、周囲を驚かせることもしばしばです。

進み方②

エネルギーをたくわえる「消耗期」

急性期を治療によってのりこえたあとにやってくるのが消耗期。元気が出ず、活動の鈍い状態が続く時期です。急性期の激しい症状とともに失われたエネルギーを取り戻すために、必要な時間です。

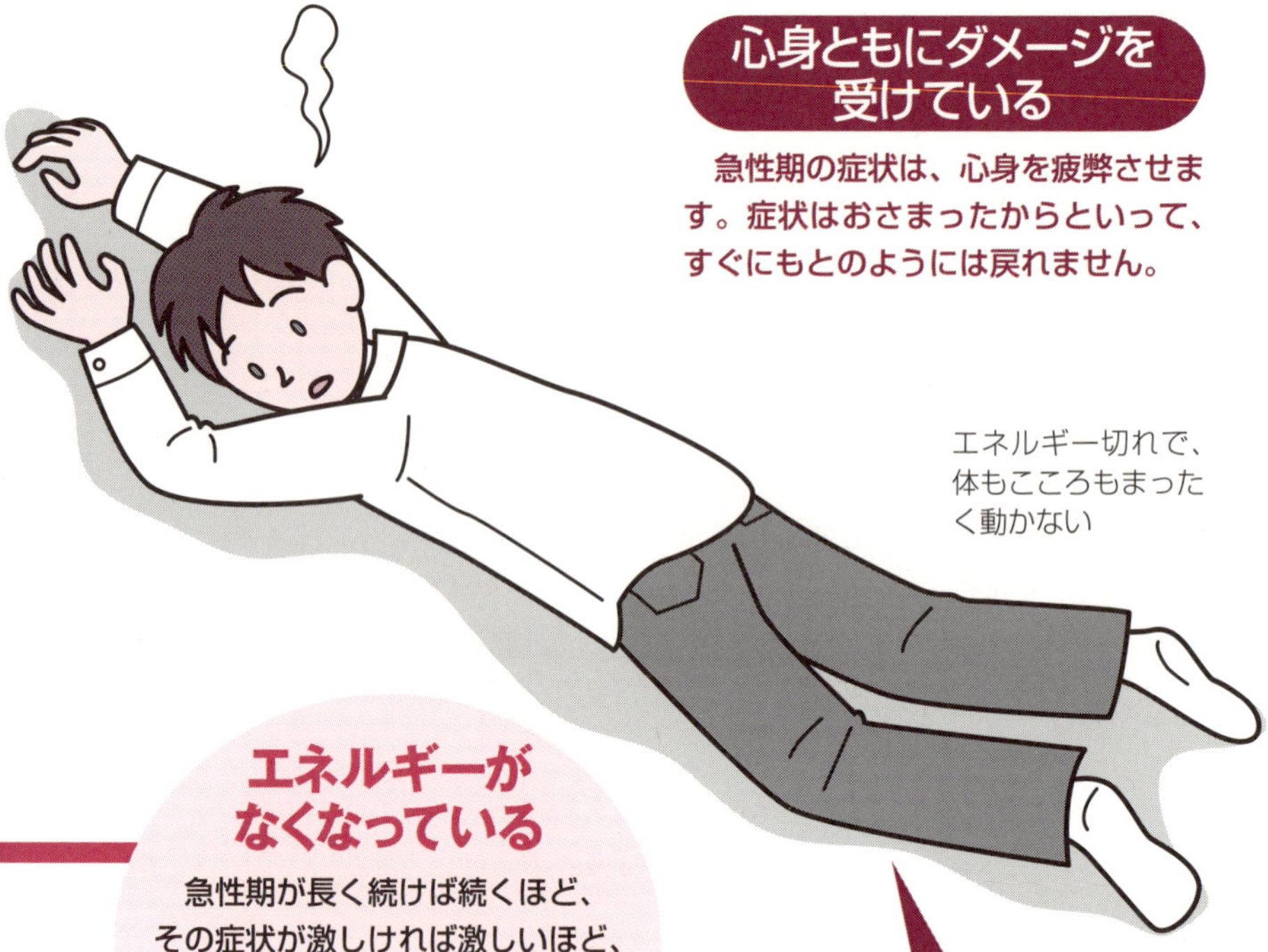

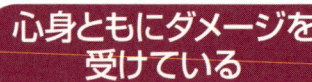

エネルギー切れで、
体もこころもまった
く動かない

心身ともにダメージを受けている

急性期の症状は、心身を疲弊させます。症状はおさまったからといって、すぐにもとのようには戻れません。

エネルギーがなくなっている

急性期が長く続けば続くほど、その症状が激しければ激しいほど、心身のエネルギーは多く費やされ、ダメージが大きい。そのぶん、回復するまでには時間がかかることになる

病みあがりの状態

病気じたいの症状はおさまって快方に向かっても、すぐに元気に活動できないのは、体の病気と同じです。病みあがりに無理をすると病勢がぶり返す心配があります。しばらくは療養して体力の回復に努めることが必要です。

体もこころもまだ動けない

神経の過活動状態がおさまると、激しい症状は影を潜めていきますが、今度はダラダラと寝てばかりいて、ぼんやりと無気力な状態が続いたり、幼い子どものように甘えてきたりと、またまた、まわりの人を心配させます。

根気がない、疲れやすい

なにもしようとせずゴロゴロしていたり、なにかやりはじめても、すぐに「疲れた」と投げ出してしまったりします。そんなときは、無理に活動してたまりはじめたエネルギーを使ってしまうより、なにもしないでゆっくり休んでいるほうが得策です。

間食が増えることも

お菓子などを食べたがり、いつもなにか口にしているのも、エネルギーを取り込む現象のひとつです。

よく眠る

神経のダメージを回復する作業は睡眠中に進みます。とくに夜間の良質な眠りが重要です。夜、ぐっすり眠れているなら、朝寝坊や昼寝が多くても問題ありません。

エネルギーを たくわえようとする

脳などの神経系が回復するスピードはゆるやか。消耗期は早くて数ヵ月、ときには数年かかることもある

子ども返りすることも

幼い子どものように親のそばを離れず、スキンシップを求めてくることがあります。ほとんどの場合、回復するまでの一過性のものです。まれに暴力的な要求に発展しそうな場合もありますが、そんなときは親子で距離をおくことが必要です。

消耗期といわれるこの時期は、なにもしていないようにみえますが、体の中では傷ついた神経を回復させるための作業がゆっくりゆっくりと進んでいます。

回復作業に手一杯で、体もこころも、新たな活動に取り組むだけの余裕はありません。無理に活動を促すのは、かえって回復を遅らせてしまいます。ゆっくり休める環境の中で、急性期に費やされたエネルギーの充電をはかるようにします。

進み方③

健康なこころが戻ってくる「回復期」

消耗期がしばらく続くと、しだいに病気になる前の健康な部分が少しずつ顔を出し、できることが増えていき、回復期になります。ただし、その歩みはゆるやかなもの。焦りは禁物です。

じょじょにできることが広がる

回復するにしたがって、なにもできずゴロゴロしてばかりだった状態から、少しずつ、活動の範囲が広がっていきます。

テレビをみる程度なら、じょじょにできるようになる

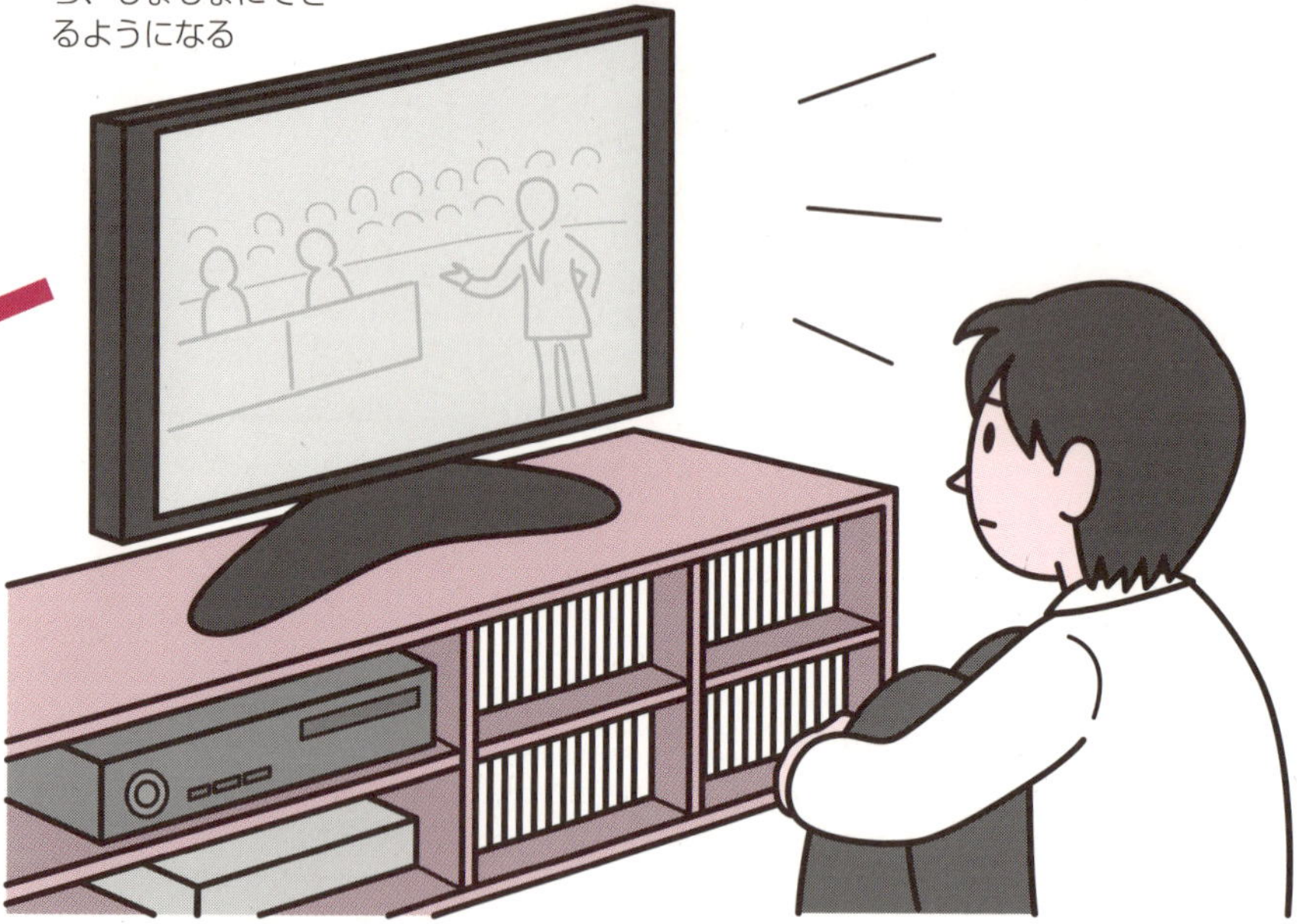

回復のしかた

人によって、エネルギーの消耗程度も回復期間も違う

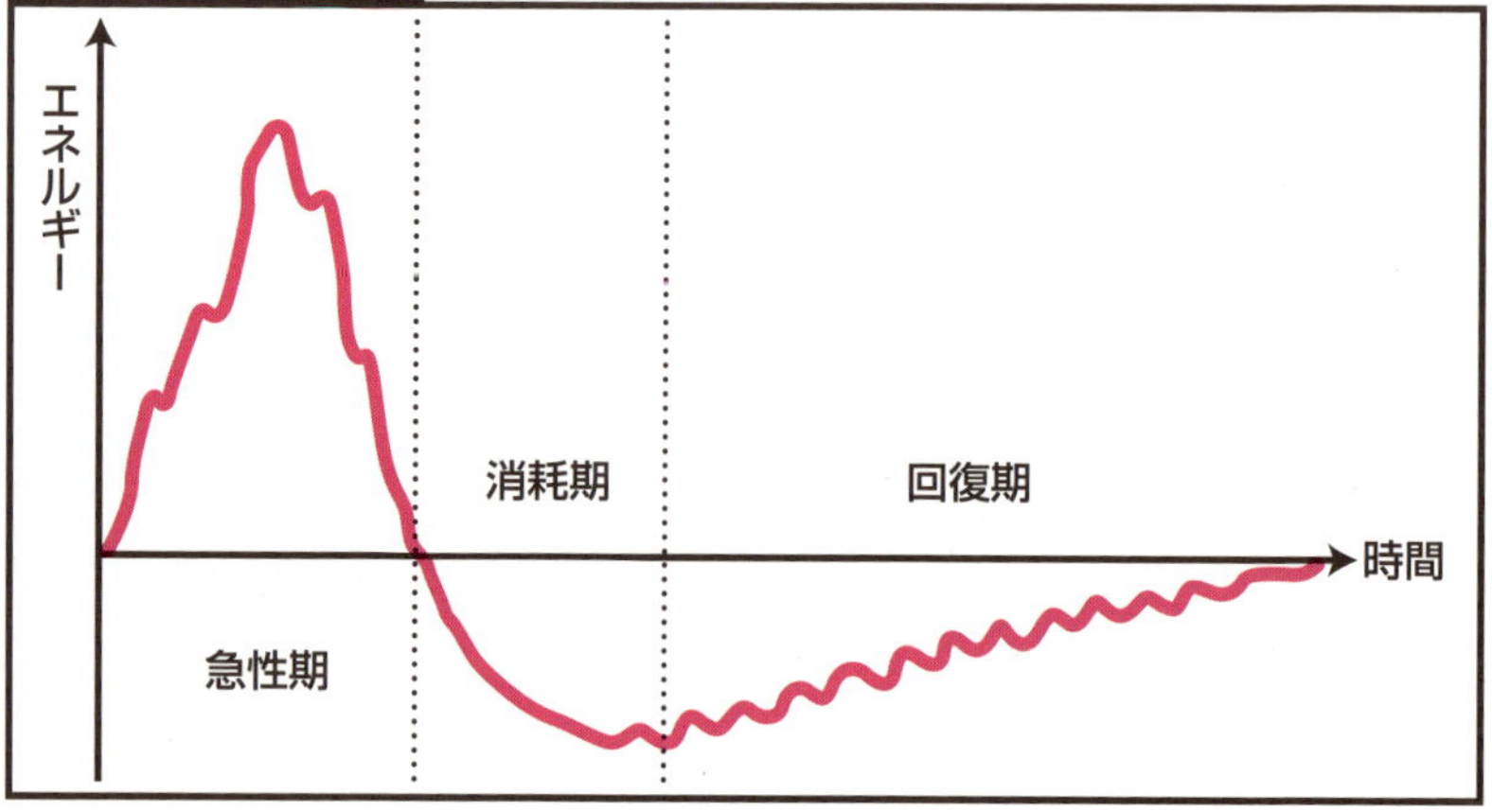

伊藤順一郎『統合失調症とつき合う』（保健同人社）より一部改変

好きなことから少しずつできるようになっていく

散歩する

雑誌やマンガをみる

CDをきく

ケータイのメールをする

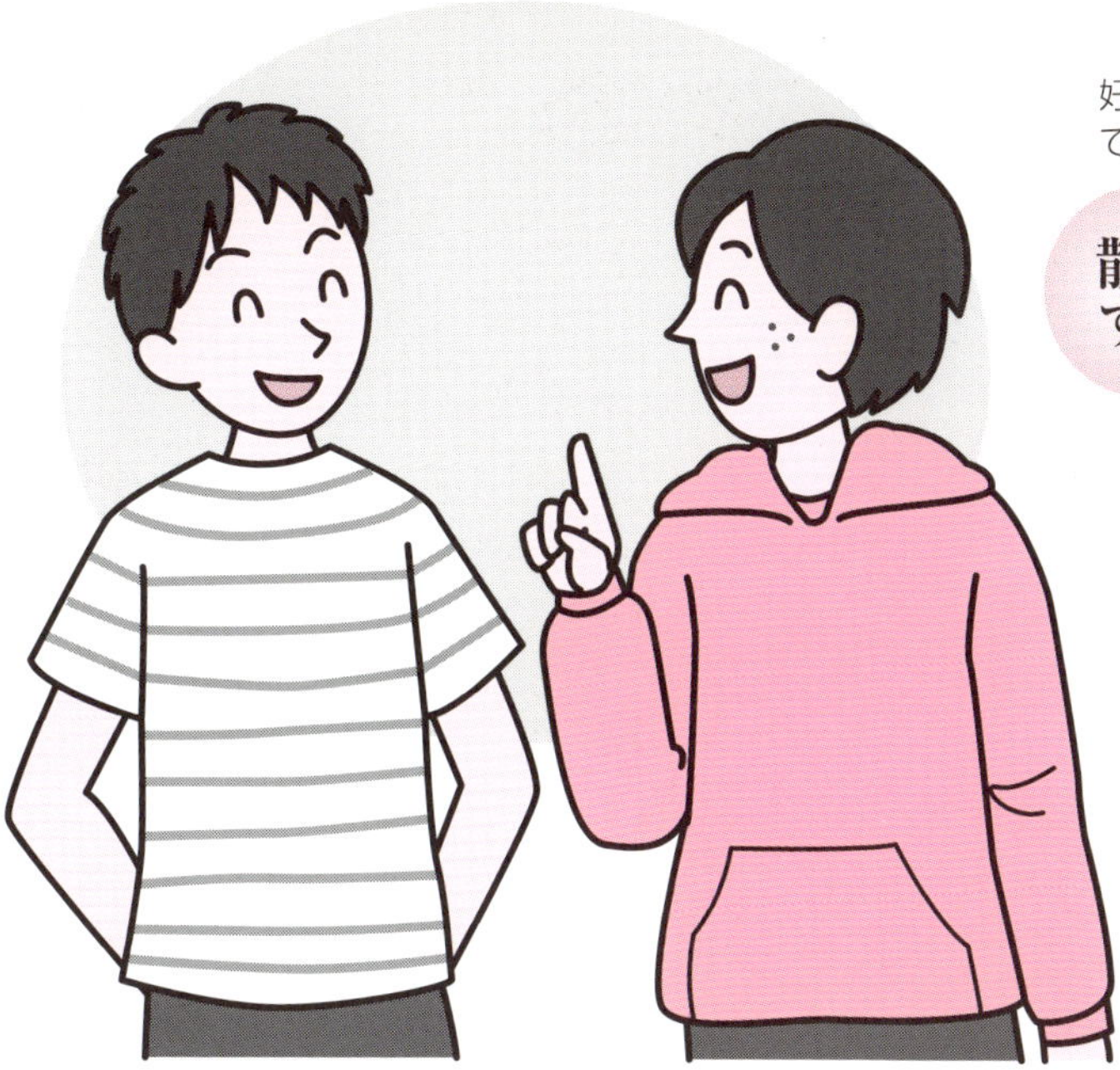

気を許せる親しい友人と会うことができる

1人での活動ができるようになる

視野が少しずつ広がり、やれること、やりたいことがじょじょに増えていく

家族や親、友人と交流できるようになる

まだ本調子とはいえない

回復のペースはゆるやか。できることが増えてきたからといって、まだ本調子ではありません。すぐに以前と同じようなことができると期待すると、思うようにいかないことが多いでしょう。はじめは好きなことだけにしか取り組めないのも、しかたありません。

生活のリズムが少しずつ戻ってくる

ゆっくり休んで心身のエネルギーがたまってくると、患者さんの気持ちにゆとりが生まれてきます。なにもやらない、できない状態から脱し、活動する時間帯が増え、生活のリズムが少しずつ戻ってきます。

ただし、回復するまでには相当の時間がかかります。早くもとの生活に戻ろうと焦らず、できることと、負担の少ないことから取り組んでいくようにしましょう。

原因①

脳内での情報の伝わり方にトラブルがある

統合失調症は脳の病気です。人間ならではの高度な精神活動を司る神経系のネットワークに、なんらかの問題が生じ、うまく機能しなくなっているために、さまざまな症状があらわれると考えられています。

脳のつくりと働き

人間の脳はさまざまな部位に分かれ、それぞれが役割分担しながら複雑につながりあい、関連しあって働いています。

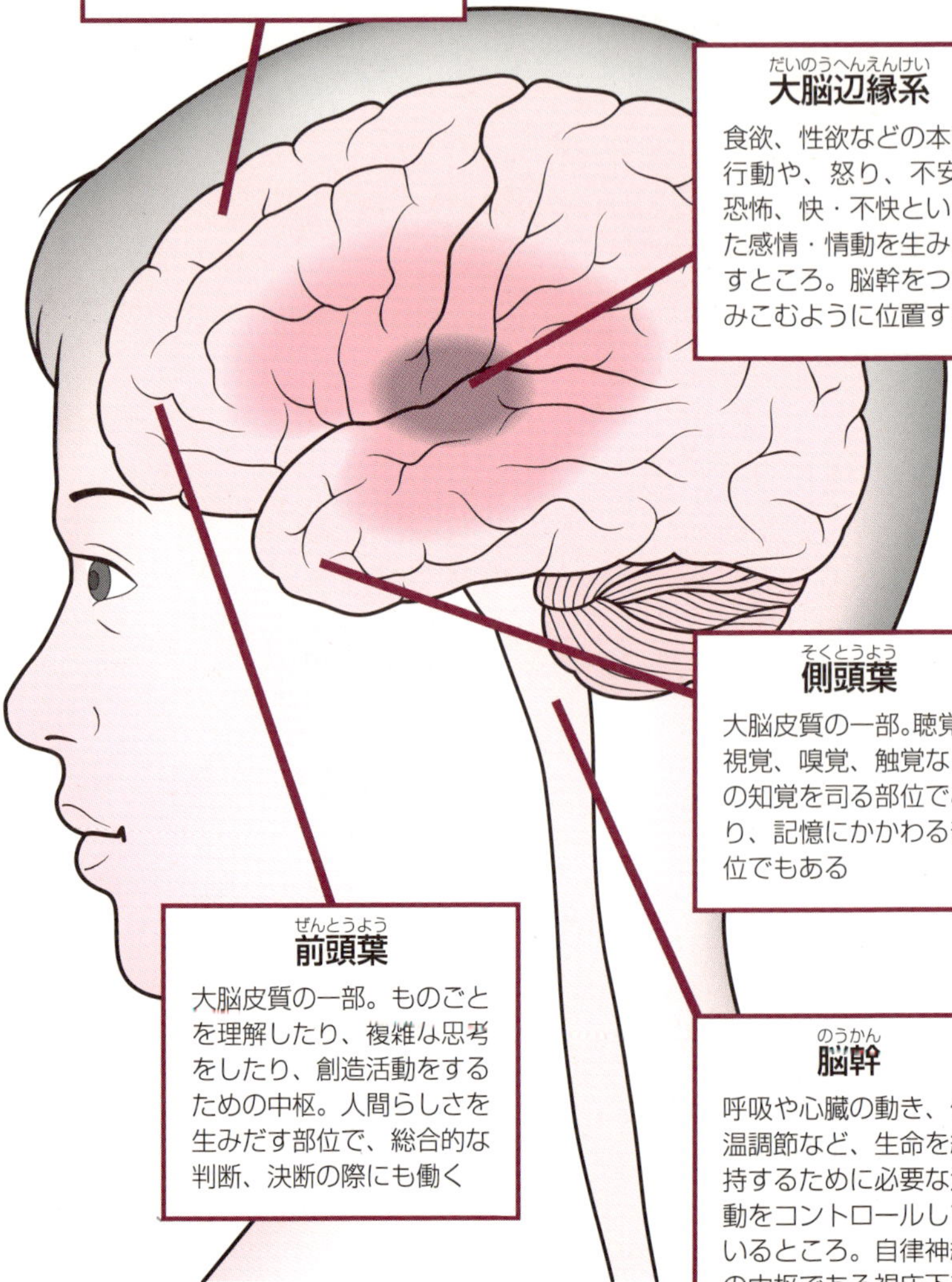

大脳皮質《だいのうひしつ》
大脳辺縁系を取り囲んでいるところで、ヒトの脳でとくに発達している。部位ごとに役割をもち、人間ならではの高度な精神活動を営んでいる
大脳辺縁系《だいのうへんえんけい》
食欲、性欲などの本能行動や、怒り、不安、恐怖、快・不快といった感情・情動を生み出すところ。脳幹をつつみこむように位置する
側頭葉《そくとうよう》
大脳皮質の一部。聴覚、視覚、嗅覚、触覚などの知覚を司る部位であり、記憶にかかわる部位でもある
前頭葉《ぜんとうよう》
大脳皮質の一部。ものごとを理解したり、複雑な思考をしたり、創造活動をするための中枢。人間らしさを生みだす部位で、総合的な判断、決断の際にも働く
脳幹《のうかん》
呼吸や心臓の動き、体温調節など、生命を維持するために必要な活動をコントロールしているところ。自律神経の中枢である視床下部もここにある

ドパミン仮説

　ストレスにさらされたとき、神経細胞から神経細胞へと渡されるドパミンの量が増えすぎることで神経が過活動の状態になり、幻覚や興奮などの症状が起きるのではないかと考えられています。けれど、ドパミンの量の過剰が起こるメカニズムにはいくつかの仮説があり、解明されていないことがたくさんあります。

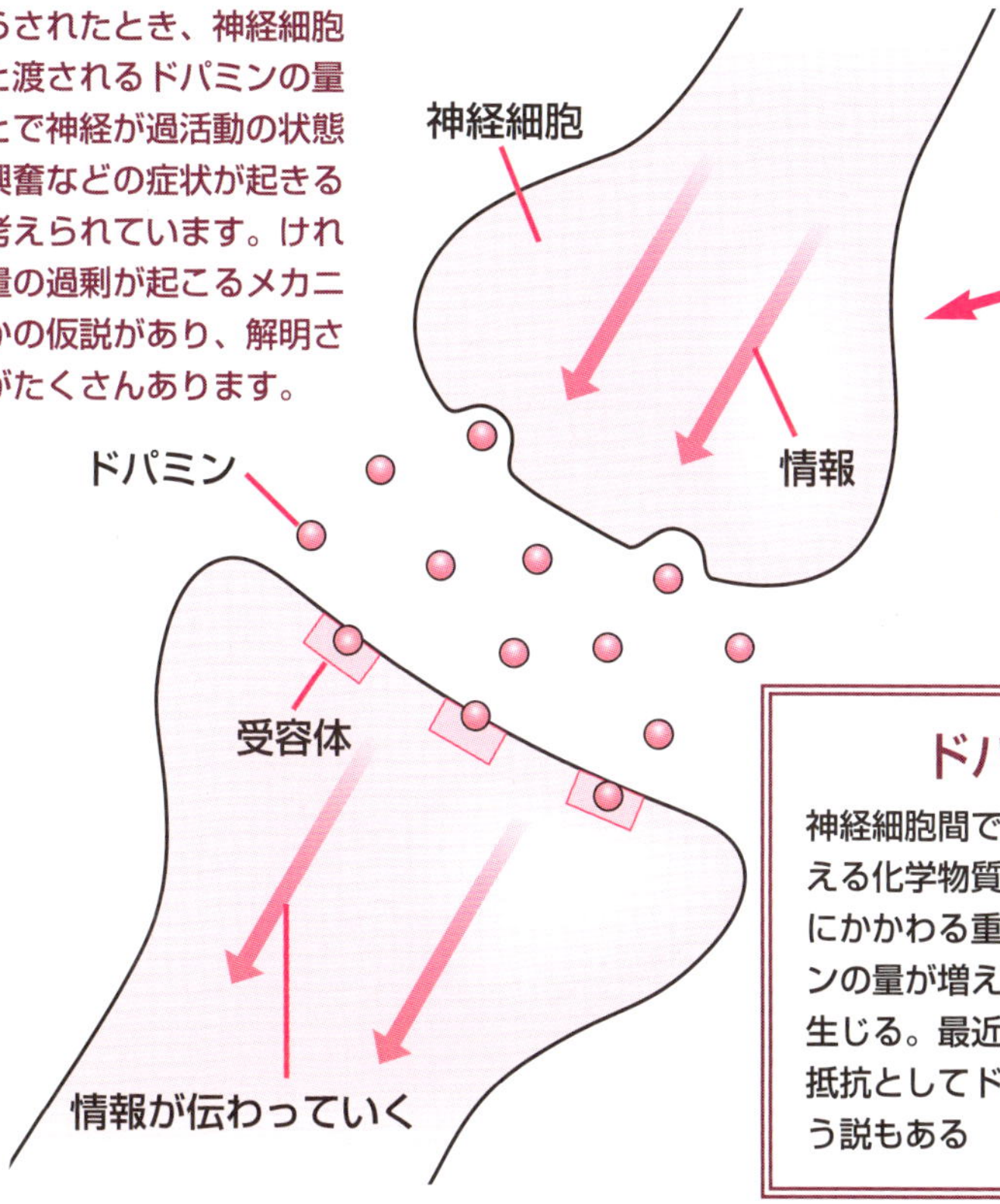

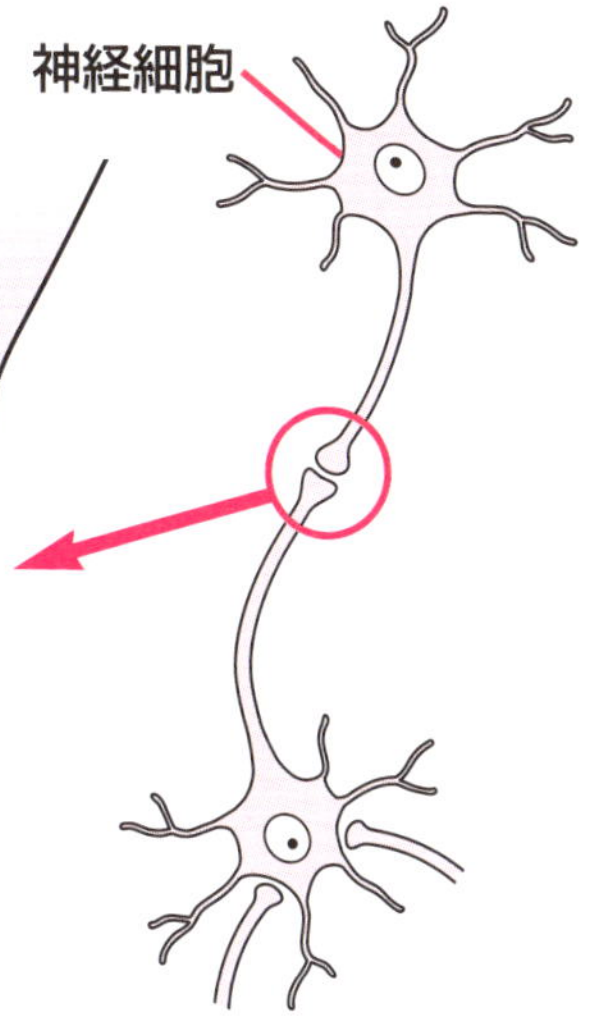

ドパミンとは

神経細胞間で受け渡され、刺激を伝える化学物質のひとつ。意欲や学習にかかわる重要な伝達物質。ドパミンの量が増えすぎると幻覚や興奮が生じる。最近ではストレスに対する抵抗としてドパミンが増加するという説もある

統合失調症は脳の病気

　精神活動の営みは、脳が担う大切な仕事です。脳には膨大な数の神経細胞が集まっています。神経細胞と神経細胞がつながりあって神経系のネットワークをつくり、刺激を伝えあうことで精神活動が営まれているのです。

　統合失調症は、神経系のネットワークになんらかの問題が生じ、うまく機能しなくなっているために起こる病気と考えられています。

薬の働き方から仮説が立てられた

　幻覚や妄想に効く薬には、ドパミンの伝達を阻止する働きがあります。そこで、「問題はドパミンの過剰にある」とする仮説が立てられました。一方、セロトニンという別の物質の伝達に影響する薬にも同様の効果があります。そのため、ドパミンだけの問題ではないとする考えも出ています。

原因②

なりやすい体質にストレスが加わって

統合失調症が発病する原因は、なにか一つのことにあるわけではありません。ストレスの大きさと、それを受け止める力が関係しています。さまざまな要因のバランスの問題が関連しています。

発病の直接的な原因は？

統合失調症がなぜ発病するのか、原因は単純ではありません。

遺伝

統合失調症は、遺伝的な素因だけで発病するわけではありません。もし遺伝病なら、遺伝情報がまったく同じ一卵性双生児は、必ず同じ病気になるはずです。

しかし、統合失調症では、１人が発病したとき、もう１人も発病する確率は48％といわれています。

ただ、人はみな、それぞれに生物学的なもろさがあります。もろさを生じさせる要因のひとつとして、遺伝的な体質が関連していることは考えられます。

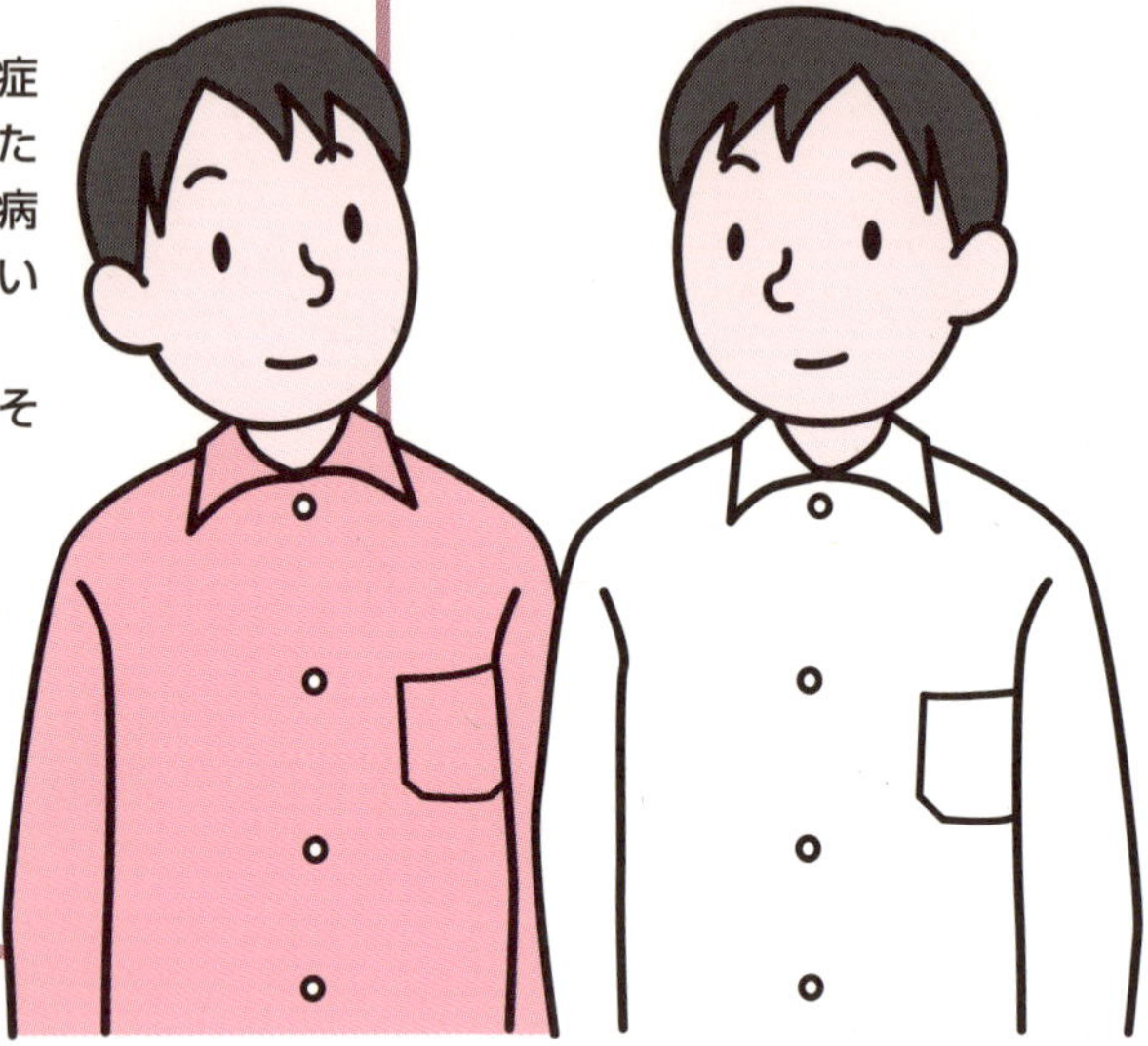

一卵性双生児でも、１人は発病しないことも

性格

病前性格といって、ある病気になりやすい性格のタイプ分けをすることがあります。しかし、統合失調症はだれにでも起きる可能性がある病気です。「この性格だから統合失調症になりやすい」とはいえません。

育て方

統合失調症は、育て方によって発病が左右される病気ではありません。どんなに適切なかかわり方をしていても、発病する人はいます。一方で、家庭環境の面でのストレスが、体質的なもろさを刺激する可能性はあります。

ストレスとのかかわり

それぞれの人がもつ生物学的なもろさと、そこにかかるストレスの大きさの両方が絡みあい、心身の状態を左右しています。

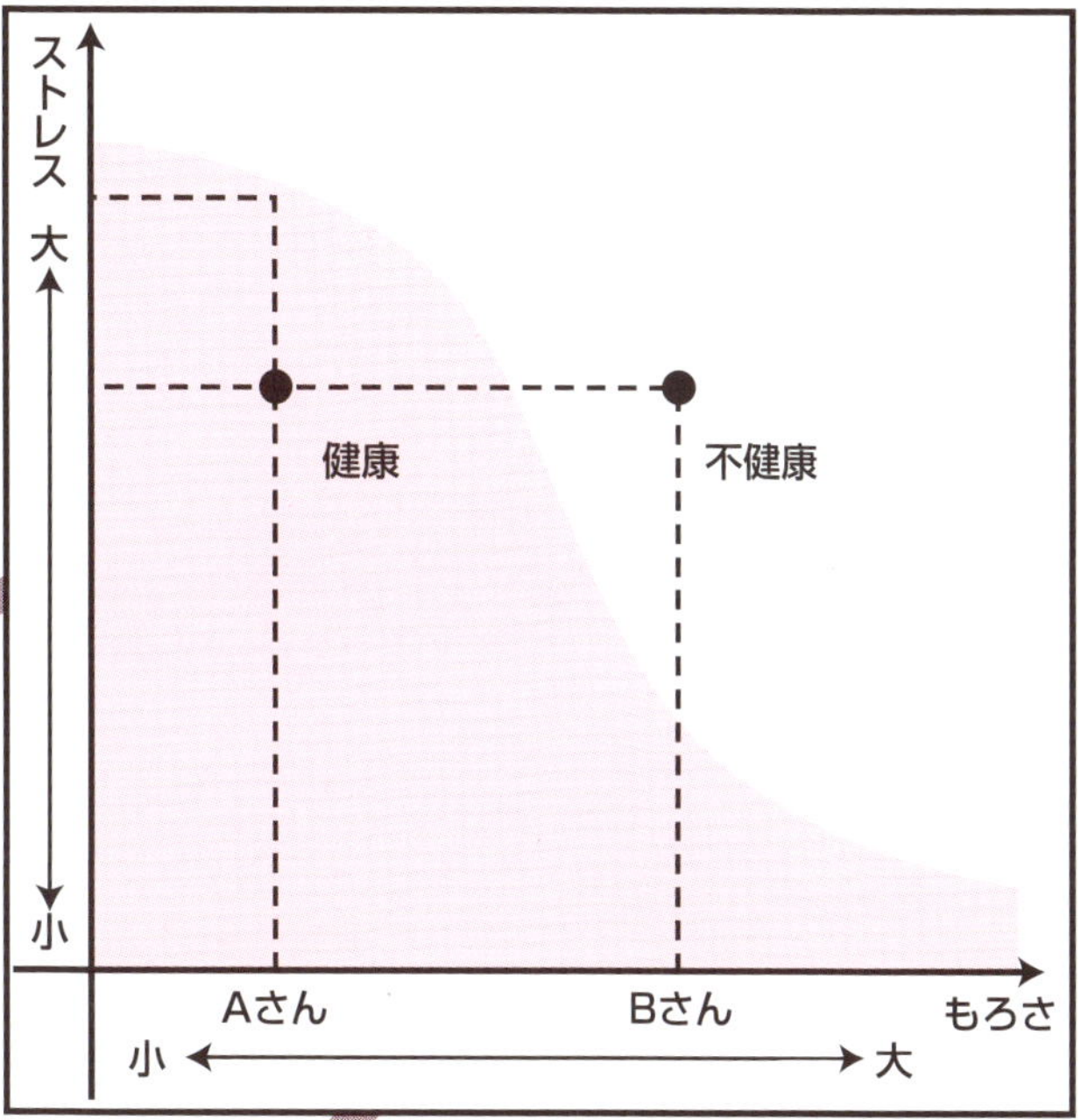

●Aさん：ストレスに耐える力がある。少々のストレスならこころの健康は害されない
●Bさん：ストレスにもろい。Aさんなら平気なストレスにも、こころが折れてしまう

もろさとは

それぞれがもつ弱い部分。どのような点にもろさをかかえているかは、人によって違う。同じような生活を送っていても糖尿病になる人、ならない人がいるのと同様に、かかるストレスの大きさは似たようなものでも、発病する人、しない人がいる

子どもにとってストレスとは

いじめ　転校　転居　親の離婚　友だちとのトラブル

上記のほか、不意のできごとや病気、大きなケガなど。幼いうちは家庭環境の影響が大きいが、成長するにしたがって、学校生活が大きな割合を占めるようになっていく。とくにいじめは過大なストレスになりやすい

病気になりやすい「もろさ」がある

ある病気になりやすい「もろさ」の限界を超えるストレスがかかったとき、発病するというしくみは、ほとんどの病気に共通です。統合失調症も例外ではありません。

それぞれがもつ「もろさ」を決める要因は、遺伝的な体質だけではありません。環境的な要因や発達の進み方の影響もあります。さまざまな要因が影響して発病に至るのです。

COLUMN

本人のつらさを理解してあげて

突然、世界が変わり不安でこわい

信じがたい内容の訴えを続け、どんなに論理的に説得してもまったく受け入れようとしない子どもに、困惑しない人はいません。

ただ、どんなに現実離れして、支離滅裂な話でも、本人にとってはすべて真実のことです。「幻聴だ」と言われても、確かに耳元でささやく声が聞こえるし、ある日ふと、自分を狙《ねら》う気配が感じられるようになったのです。

自分を取り巻く世界が突然、違った顔をみせ、自分に迫ってくるという恐怖。本人は、必死にその理由を考えます。わけのわからない世界を自分なりに読み解き、不安に対処しようとしているのです。

本人の言うことを否定せずに聞く

必死の思いで訴えることを、親としては励ますつもりで「そんなこと、あるわけがないでしょう」などと言っても、本人は否定されたと感じてしまいます。

大切なのは、子どもの不安な気持ちを理解すること。「そう。それは不安だね」「こわいことがあっても、私があなたを守るから大丈夫」などと伝え、共感と安心感を与えるように心がけましょう。

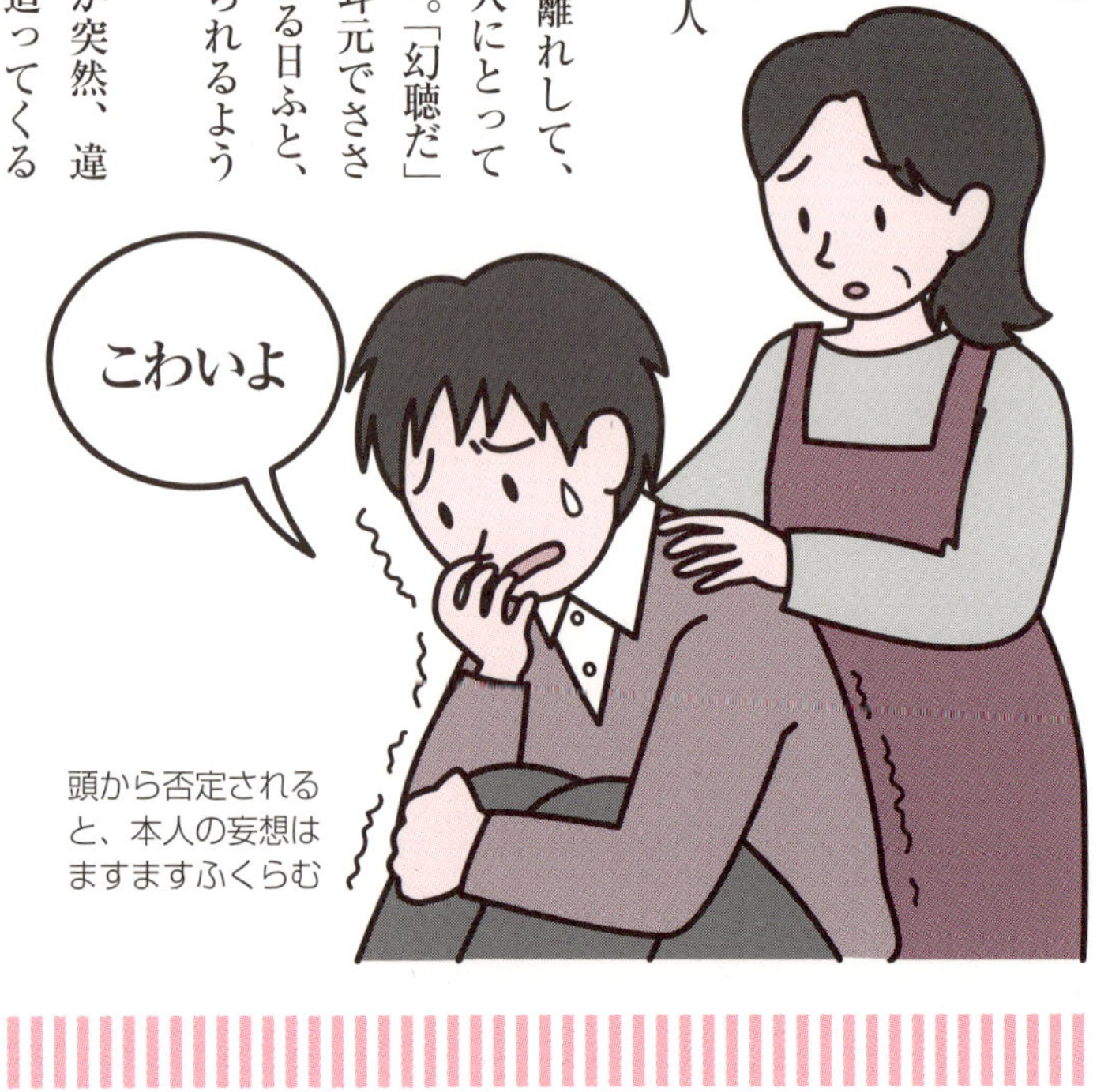

頭から否定されると、本人の妄想はますますふくらむ

3

見分けがつきにくい病気や障害

統合失調症は、特徴的な症状が複数あらわれ、
ようやく診断できるものです。
ただし、それまで放っておいてはいけません。
診断が遅れると、そのぶん対応も遅れることになります。

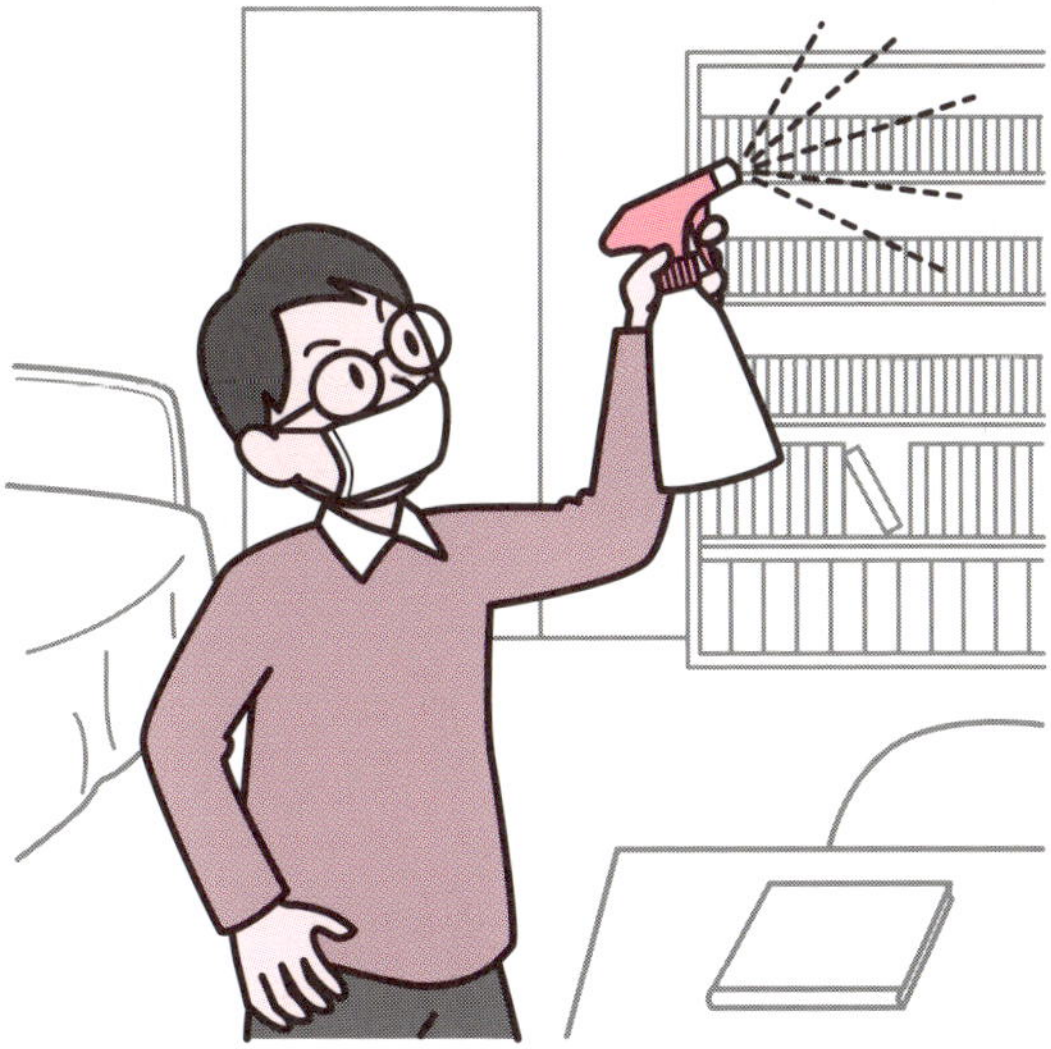

前駆症状

思春期に気になるようすがあったら

統合失調症は突然発症するわけではなく、ふり返ってみると、以前から気になる変化があったということが多いもの。気になる症状を見逃さないことが早期発見につながります。

病気の前ぶれ

多くの場合、明らかに発病したとわかる前に、子どものようすに以前とは違う変化がみられます。

うつ

なんとなく元気がない状態が続き、表情に生彩がありません。よく眠れず、頭がスッキリしないようすで成績は下降ぎみ。友だちづきあいもしたがらなくなります。周囲は「うつ病ではないか」と心配になります。

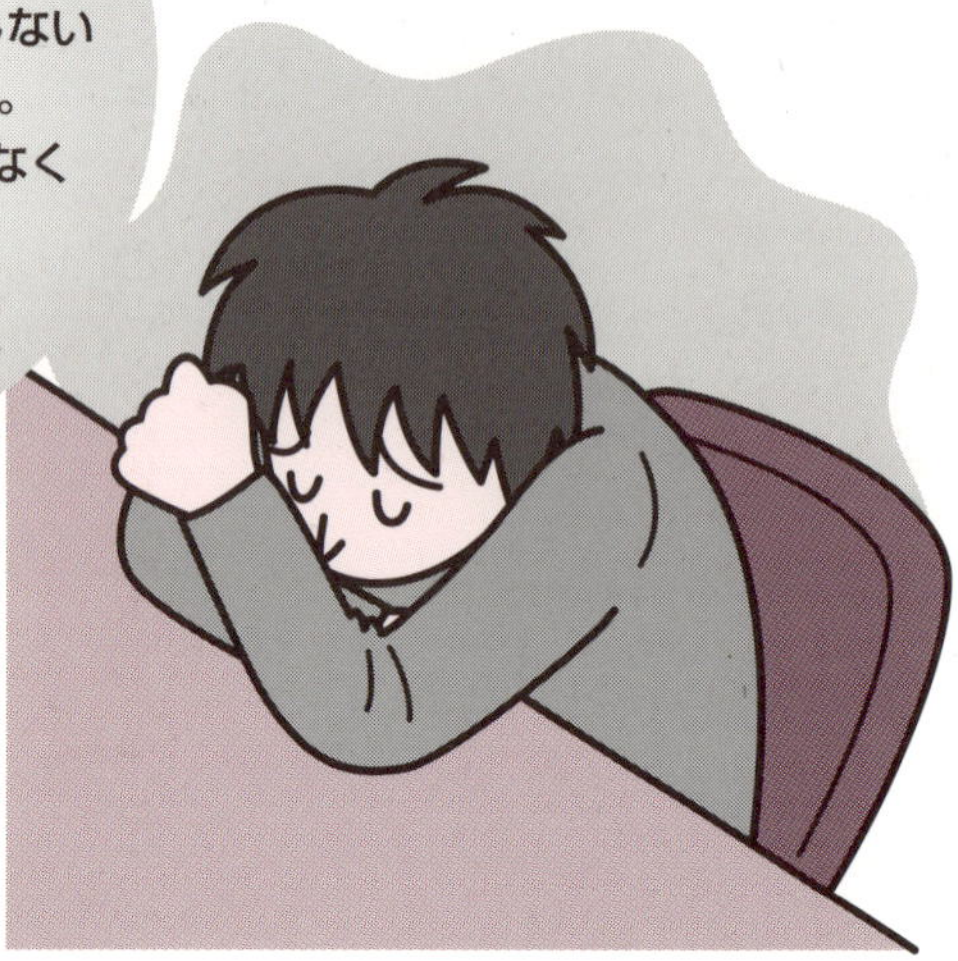

声をかけても返事をせず、落ち込んでいる

不安症状

ひどくこわがるようすがみられます。本人は、世界が不気味なものに変化したように感じられ、猜疑心《さいぎしん》と不安でいっぱいになっています。不安をやわらげるために、おまじないのような言動をくり返すなど、強迫症状がみられることもあります。

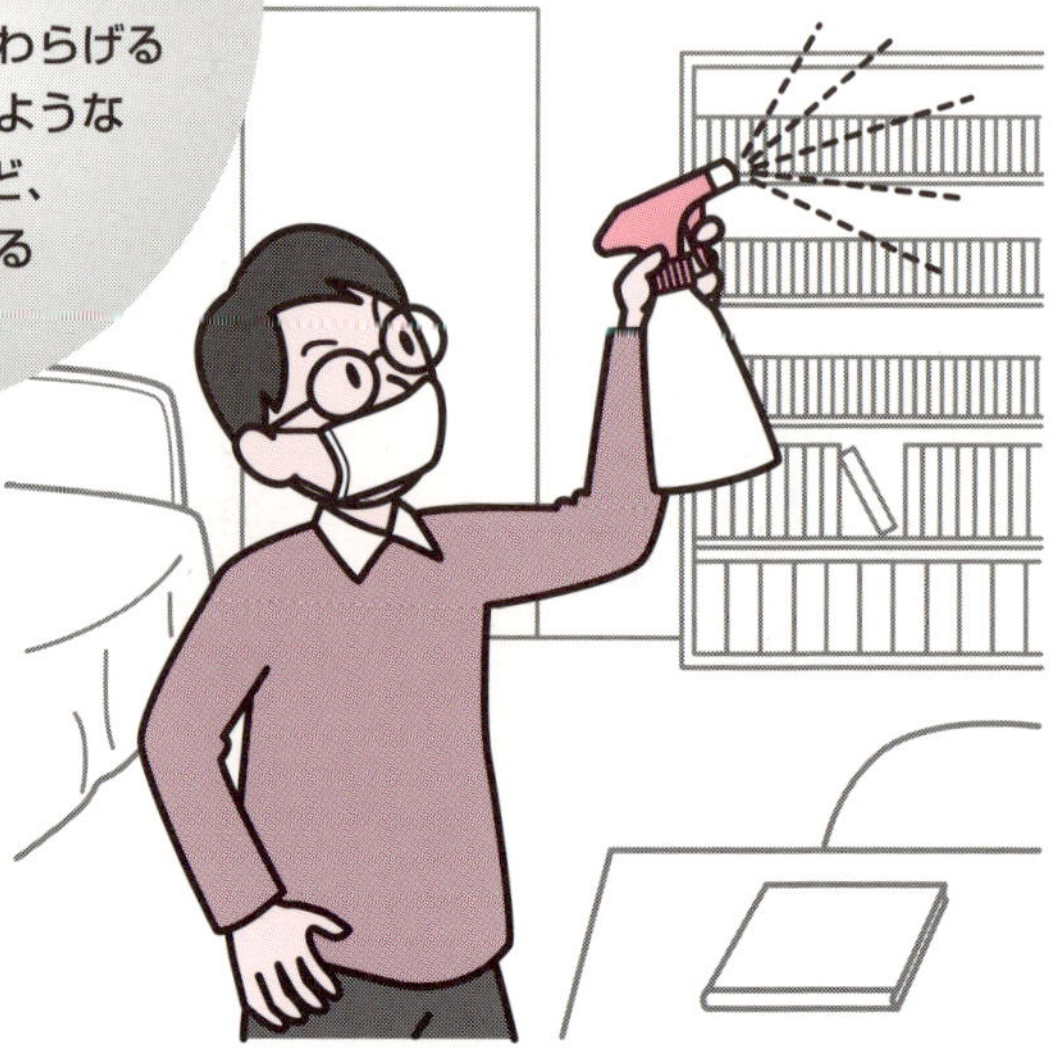

除菌スプレーをまかないと「バイキン」が不安で、部屋に入れない

一〇歳過ぎから発症してくる

病気はなんであれ、早期発見・早期治療が、悪化を防ぐために重要です。統合失調症も例外ではありません。病気のサインに早く気づくことが、その後の経過を左右する場合もあります。

統合失調症では、急に異変が生じたようにみえる場合でさえ、よくよくふり返ってみると以前から気になる変化があったという例が少なくありません。うつ、不安の強まりなどがみられることが多いのですが、ときには多動にみえるほどの精力的な活動が目立つこともありますし、孤立傾向が強まることもあります。

あらわれ方が一律でないだけに、早期発見は簡単にはいきませんが、一〇歳を過ぎた子に気になる変化があらわれたら、注意深く見守っていくことが必要です。

体の症状もあらわれる

あせりや緊張感が強くなっていき、睡眠の乱れが顕著に。倦怠感《けんたいかん》や頭痛、動悸や胸の痛みを訴えることもあります。腹痛、吐き気、食欲不振を訴え、食事のとり方に問題が出てきたり、便秘と下痢をくり返したりすることも。しかし、身体的な異常はみつかりません。

学校に行けなくなる

外の世界をこわがり、家の中に閉じこもったまま出ようとしなくなります。不登校、ひきこもりの状態になっていきます。

幻覚・妄想

特徴的な症状があらわれてはじめて、統合失調症と判断できます。

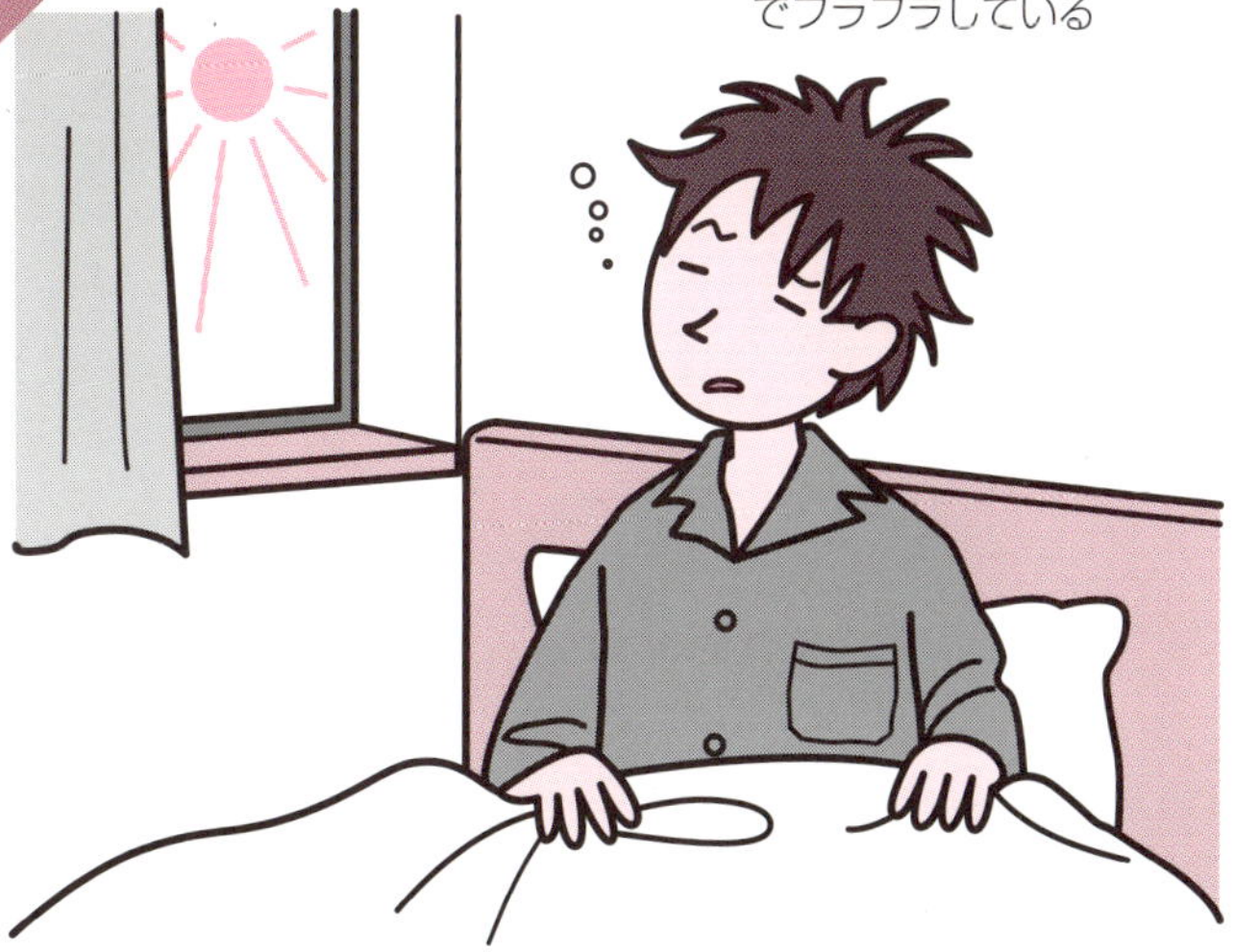

朝目覚めても、睡眠不足でフラフラしている

診断

特徴的な症状から診断する

統合失調症かどうかは、症状から判断します。国際的な診断基準としてWHO（世界保健機関）によるICDと、アメリカ精神医学会が作成したDSMの二つがあります。

ICD-10による基準

①～④のうち1つ（明確でない場合は2つ以上）、あるいは⑤～⑨のうち少なくとも2つ以上の症状があることが診断基準です。

① 自分が考えていることが話し声になって聞こえてくる、「○○しろ」などと命令する声が聞こえる、自分が考えていたことがだれかに抜き取られてしまう、みんなに筒抜けになっているなどと感じる

② 自分の体や考え、行動や感覚が、だれかに支配され、言いなりになっていると感じる。見たり聞いたりしたことのとらえ方が大きくゆがみ、妄想的な意味づけをする

③ 自分の行動を絶えず解説する声、仲間が自分のことを話題にしているという幻聴、あるいは体のある部分が発する声が聞こえる

④ 天候をコントロールできる、宇宙人からの電波をキャッチできるなど、実現不可能なことについての持続的な妄想がある

⑤ 感傷的な内容をもたない妄想や、何者かに支配されているという考えを伴う幻覚が、数週から数ヵ月以上続いている

⑥ 考えていたことをふと忘れてしまったり、まったく違うことが急に思い浮かんだりする結果、話し方にまとまりがなくなったり、でたらめな言葉を言ったりする

⑦ 興奮、同じ姿勢や不自然な姿勢をとりつづける、周囲の要望を拒否する、口をきかない、外からの刺激にまったく反応しないなどの緊張病性行動がある

⑧ いちじるしい無気力、貧困な会話、感情の起伏のなさ・不適切さのように、社会的ひきこもりや社会性を低下させる陰性症状がある

⑨ なにに対しても関心を失い、目的もない、なにもしない、自分のことだけに没頭する、社会的ひきこもりなど、個人的な行動が質的に変化した

症状がほぼ毎日一ヵ月以上続く

統合失調症には、どの患者さんにも共通する症状があるわけではありませんが、特徴的な症状はいくつかに分類できます。

診断基準には複数の症状が示され、このうちの一つまたは二つ以上の症状が、ほぼ毎日、一ヵ月以上続いているかどうかをみます。もし、そうであれば、ＩＣＤによれば統合失調症と診断されます。ＤＳＭでは障害の徴候が六ヵ月以上にわたって続き、下記の症状が一ヵ月以上続いているかどうかも、診断基準のひとつです。

子どもの訴えを大人が判断する

子どもは、妄想や幻覚を「こわい」「いやだ」などと言うだけで、うまく訴えられないことがあります。周囲の大人がまずは奇妙な訴えを無視したりせず、その子のつらさに耳を傾けることで、治療に結びつく場合が多いようです。

DSM-Ⅳ-TRによる基準

①〜⑤のうち2つ以上にあてはまり、それがほかの病気や原因によるものではないことが必要です。

① 「あいつが自分を殺そうとしている」などという妄想

② 幻聴をはじめとする幻覚

③ ひんぱんに脱線したり、途中で急に終わったりするまとまりのない会話

④ ひどくまとまりがない、あるいは同一の姿勢や態度が続く緊張病性の行動

⑤ 感情の起伏がなくなる、思考が貧困になる、意欲の低下などの陰性症状

子どもの場合、「対人関係を結ぶ力や学業面での力が、その年齢で期待される水準にまで達していない」ことも診断基準に含まれる

こころの病気①

不登校、ひきこもりだと思っていたが

不登校、ひきこもりと思われているなかには、統合失調症を発病しているために、学校に行けなくなり、部屋に閉じこもったままになってしまっている子がいます。

なぜ行けないのか

理由を聞いても言わないだろうし、言えないだろうと頭から決めつけず、まずは子ども自身に率直に聞いてみます。

訴えの内容をよく聞いてみる

いじめ？

「いじめられている」と訴える場合は、だれにどんなことをされているのか、具体的に聞き出す。あまりにも突飛な内容ではないか確認

強迫観念？

「外に出ると病気がうつる」などという考えが頭から離れないことも。「殺し屋に狙われているから出られない」などとなると妄想の可能性大

それ以上は追及しない。話しはじめるのを待つ

理由はない

「なんとなく」ということもある。子ども自身、よくわからないこともあるが、妄想が強く「家族にも言えない」と思っていることも

病気の経過とひきこもりは似ている

しだいに無口になり、成績が落ちはじめる。学校を休みがちになり、友だちづきあいもしようとせずに家にひきこもってしまう——思春期の統合失調症は、こうしたようすで発症することが多くあります。これはひきこもりの経過とほとんど同じです。まわりの人は、不登校、ひきこもりを心配しますが、まさか病気のせいとは思わずにいることが大半です。

不登校、ひきこもりが統合失調症の発病によるものなのかどうかを判断するのは簡単ではありません。ただ、幻聴や妄想の存在を疑わせるようすがあれば、統合失調症の可能性が高いといえます。できるだけ早く、医療機関に相談してください。

注意するポイント

よく注意していると、ひきこもりとは少々違うようすがみられることがあります。

本人の幻覚、妄想によって起こる

ひとりごと、ひとり笑い

幻聴があるために、だれもいないのにだれかと話しているようだったり、面白いこともないのにひとりでニヤニヤしていたりする場合がある

不可解な姿勢

同じ姿勢のまま動こうとしなかったり、不自然な姿勢をとりつづけたりする。自分の体がなにものかに支配されたように感じ、自分の意思で動かせなくなっている

落ち着ける場が家しかない

思春期の統合失調症は、不登校、ひきこもりといった形で始まることが少なくありません。本人は、自分を取り巻く世界が不気味に変化していくように感じています。混乱と不安が増していくなか、唯一、落ち着ける場である家に閉じこもることで、安心感を得ようとしているのです。

厚生労働省の研究班は、半年以上、ひきこもりが続いている人の大半に、精神障害や発達障害がみられると指摘しています。統合失調症の子も少なからずいると考えられますが、多くは見逃されています。治療の遅れは慢性化をまねき、治りにくさにつながるだけに、できるだけ早く気づき、治療につなげることが大切です。

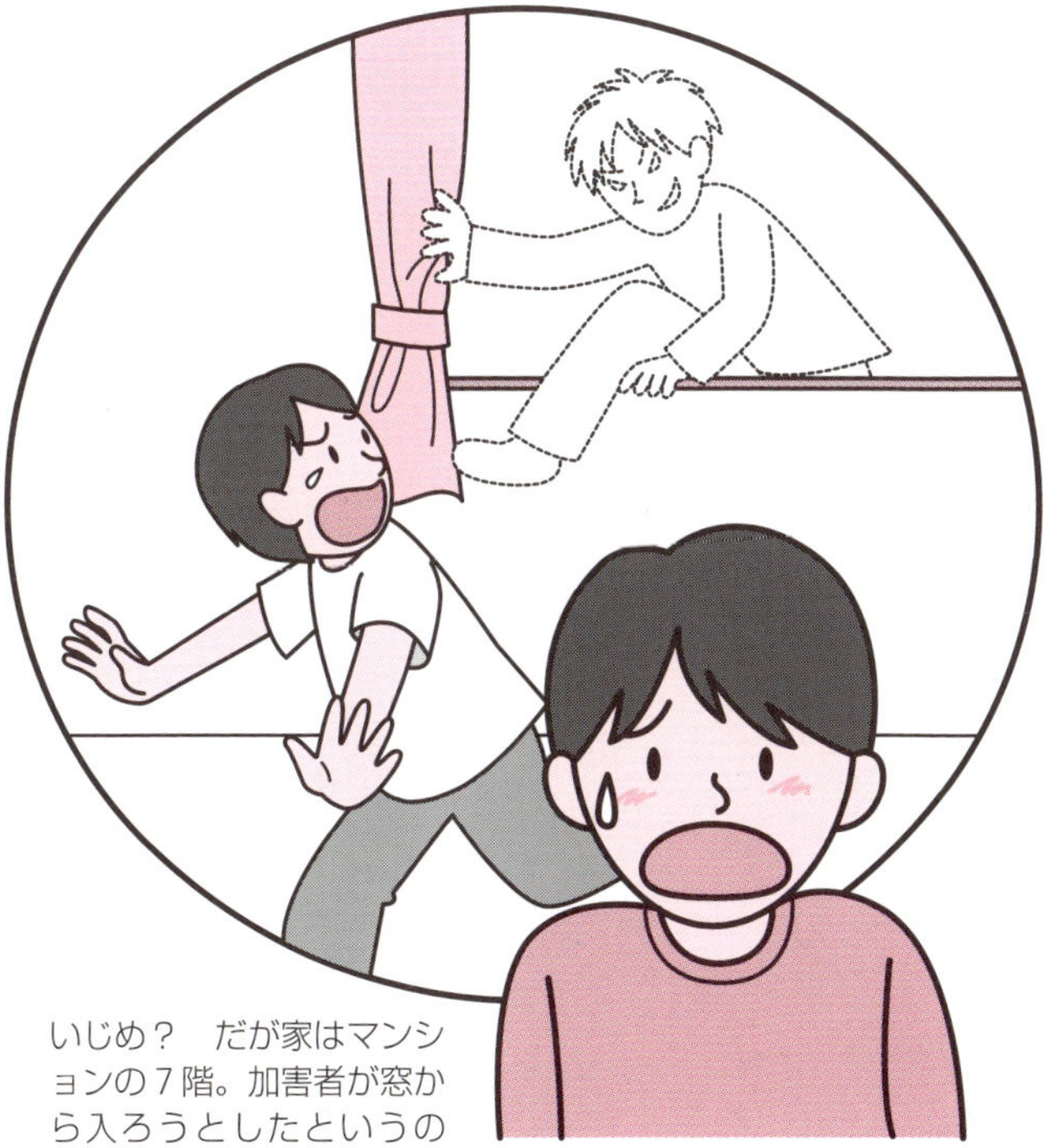

いじめ？　だが家はマンションの７階。加害者が窓から入ろうとしたというのは、妄想かもしれない

こころの病気②

元気がないので、うつ病にみえていた

統合失調症の初期は、しばしばうつ状態に陥ったようにみえます。子どもの訴えに対処しながら、ほかに心配な点がないか注意深く見守っていきましょう。

初期にはうつ病のような症状がみられる

幻覚や妄想など、目立つ症状が起きれば統合失調症とわかりやすいのですが、そうした症状があらわれないこともあります。

とくに病気の初期や病気が長びいているときには、無気力になり、よく眠れず、学校にも行きたがらなくなるなど、うつ病を思わせるような症状が出てくる傾向があります。

この状態で統合失調症かうつ病かを見分けるのは簡単ではありません。なぜ元気がないのか、本人にたずねても、答えは返ってこないでしょう。自分でも自分の状態をうまく説明できないのです。

うつ病の診断基準

以下のうち5つ以上が2週間以上続く。①か②は必須

①ほとんど一日中、ほとんど毎日の抑うつ気分
②ほとんど一日中、ほとんど毎日の、すべての活動における興味、喜びの著しい減退
③食事療法をしていないのに、著しい体重減少、あるいは増加
④ほとんど毎日の不眠または睡眠過多
⑤ほとんど毎日の精神運動性の焦燥または制止
⑥ほとんど毎日の疲労感または気力の減退
⑦ほとんど毎日の無価値感、または過剰であるか不適切な罪責感
⑧思考力や集中力の減退、または、決断困難がほとんど毎日みられる
⑨死についての反復思考

DSM-Ⅳ-TRより抜粋

区別しにくい症状

うつ病の症状と統合失調症の症状は、似ている面があります。共通する症状をみているだけでは、どちらか区別がつきません。それぞれに特徴的な症状の有無をみて、どちらか判断します。

不登校やひきこもり

不眠や過眠など
睡眠リズムの乱れ

身だしなみに
かまわないなど、興味・
意欲の減退

統合失調症だと考えられる症状

現実に対して関心を失っているようにみえたり、猜疑心が強くなっていたりするようすがみられます。人との接触を避けたがり、ひきこもりになることもあります。

幻覚や幻聴があり、こわがったり混乱したりしている

話す内容が支離滅裂でまとまりがなく、意味不明

無関心、呆然、放心状態だったり、なにかの危険を訴えて出て行かない

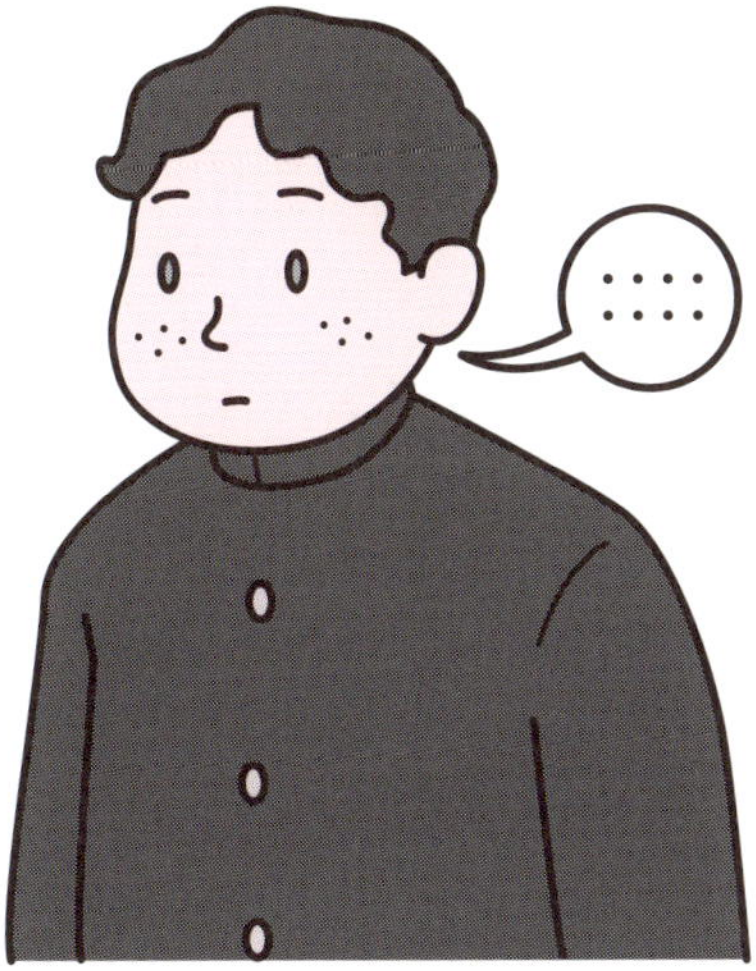

無口。コミュニケーションをとることに無関心のようにみえる

うつ病だと考えられる症状

うつ状態に陥っている自分を責め、思うようにできないことを苦しく感じています。また、ひきこもっているとしても、心の底では理解しあえる人とのつながりを求めています。

自分の今の状態を、ゆううつで苦しいものと感じている

こんなふうになったのは、自分のせいだという自責の念が強い

表情は暗く、悲しそう。泣いていることも

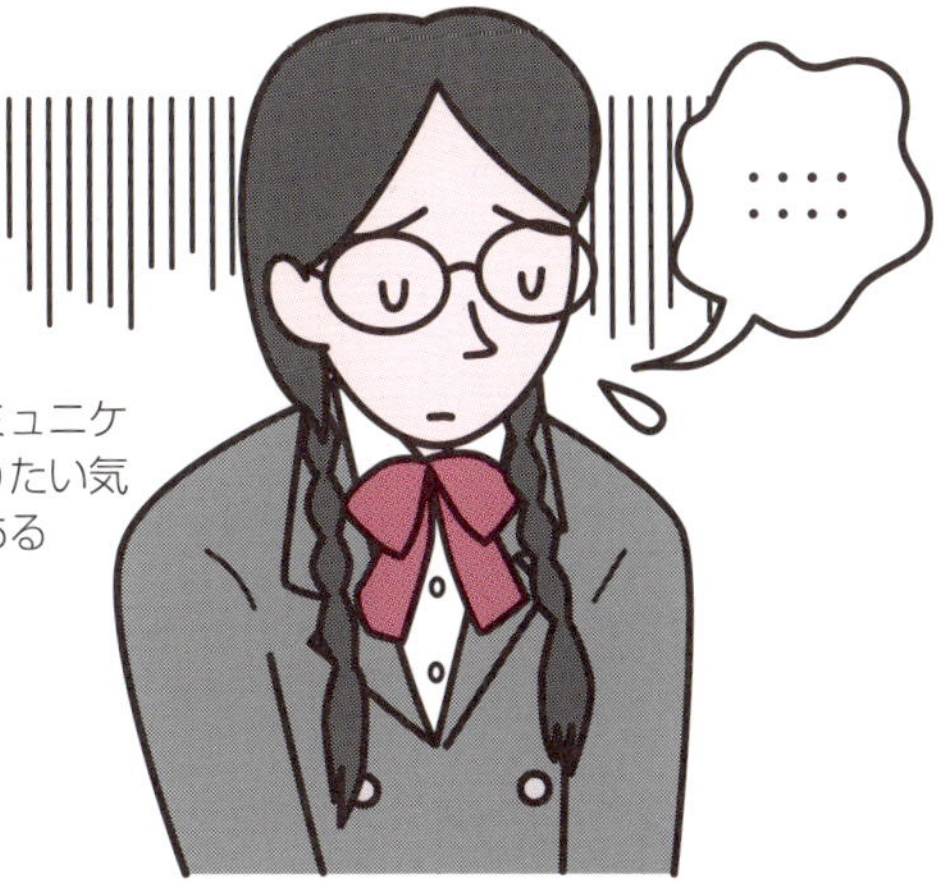

無口。だがコミュニケーションをとりたい気持ちは根底にある

こころの病気③

もっとも注意したいのは、自殺

統合失調症の人の自殺率は約一〇パーセント。一般の人にくらべ、三倍以上も高いことが知られています。子どもでも、自殺の危険性があることを心しておく必要があります。

リスク

自殺の危険性はつねにありますが、とくに幻聴の強い急性期や、病気が少し回復してきた時期は要注意。日頃のようすも見守っていてください。

- うつ状態が強い
- 少し回復したころ
- 将来を悲観する
- 自殺未遂歴がある

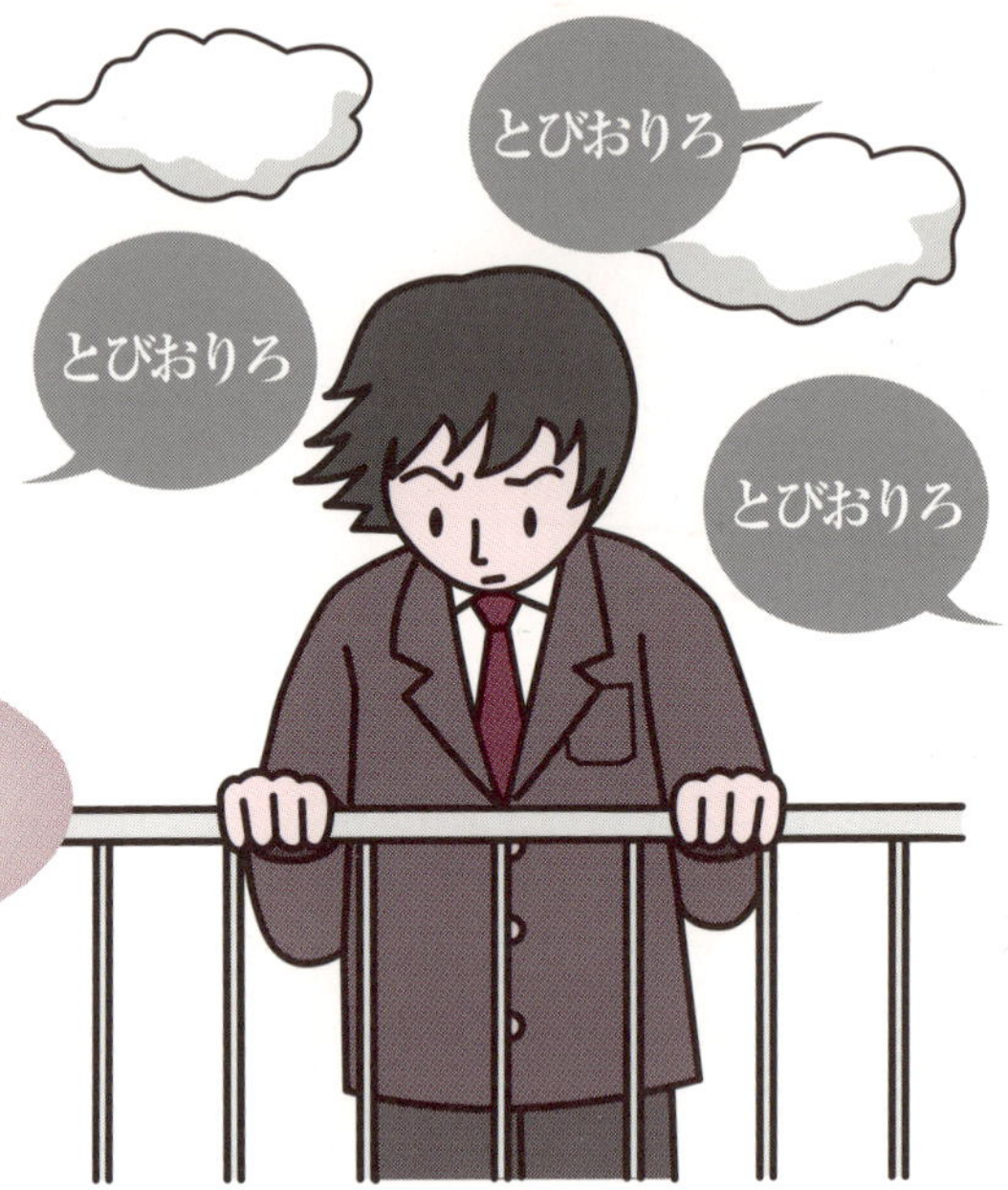

とびおりろ
とびおりろ
とびおりろ

幻聴によって自殺に至るケースもある

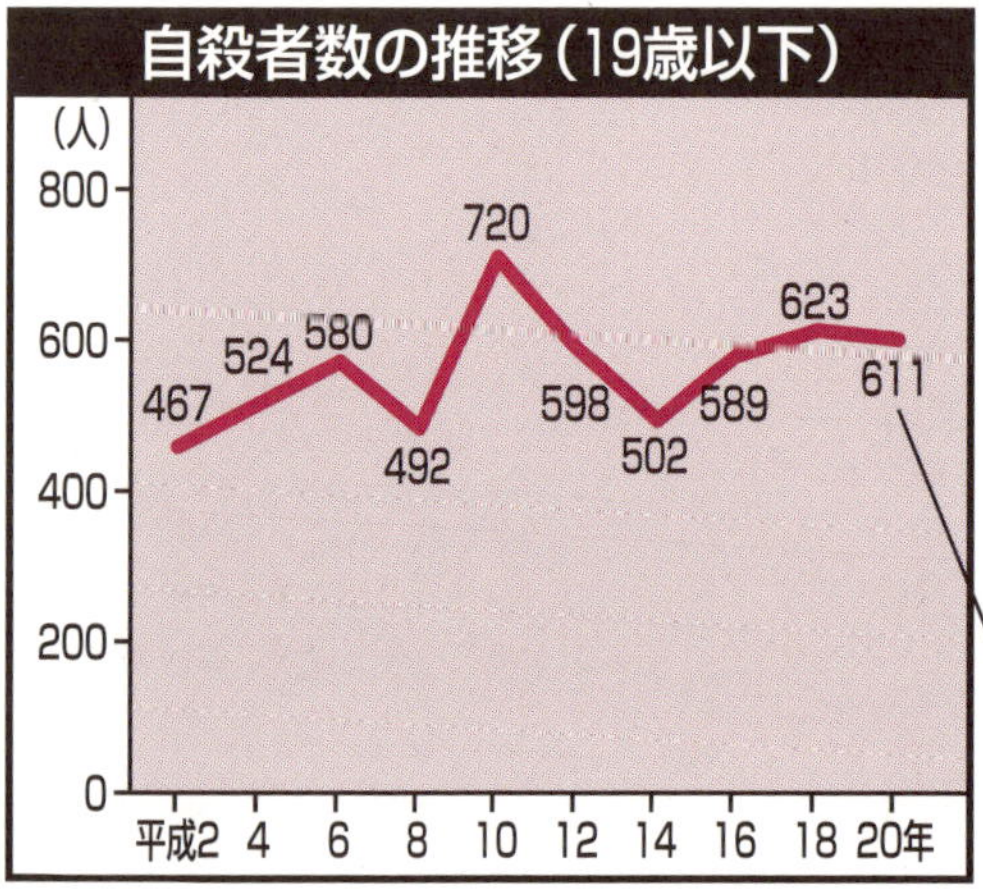

自殺者数の推移（19歳以下）
(人)
800
600
400
200
0
467
524
580
492
720
598
502
589
623
611
平成2
4
6
8
10
12
14
16
18
20年

0〜19歳の自殺者数は1年間で500人以上にのぼる状態が続いている（26年は483人）。このうち、統合失調症が原因の自殺は5%程度。うつ病やその他の心の病気を含め、健康問題を原因とする自殺が3分の1近くにのぼっている

このうち
健康問題………165人
- うつ病…………72人
- 統合失調症……28人
- その他心の病…41人

警察庁調べ

幻聴や妄想の内容によっては高リスク

　じつは、統合失調症の人の死亡原因のなかで、いちばん多いのが自殺です。

　幻聴や妄想の強い急性期には、「死ね」「とびおりろ」などという幻聴にそそのかされて、実行に移してしまうことがあります。迫害を受けていて、もう逃げようがないなどという妄想から、死を選んでしまうこともあります。

突然のこともある。くれぐれも注意を

　うつ状態に陥りやすい慢性期にも、自殺の危険性はついてまわります。ようやく回復してきたと思った時期に、突然、自殺を試みることもあります。

　「将来に希望がもてない」「家族に迷惑をかけられない」などと、病気を苦にしているようすがある場合や、過去に自殺をはかったことがある人などは、とくに注意して見守ることが必要です。

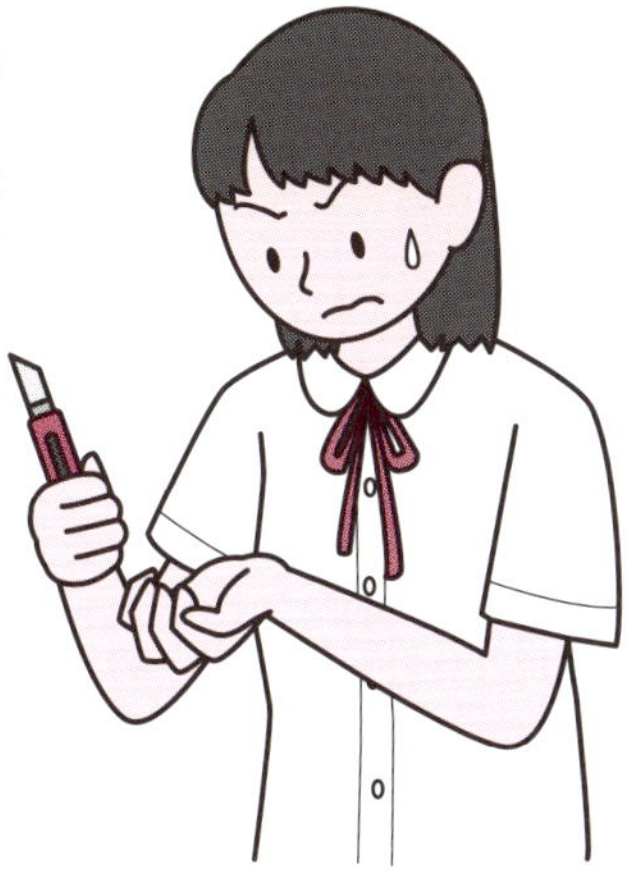

周囲の人に悪口を言われる（と思いこんでいる）ので、つらい。つらさへの対処として自分を傷つけてしまうことが多い

予防するために

自殺を防ぐには、日頃からの働きかけが大切です。

ストレートに聞いてみる

自殺が心配される場合には、「死にたくなったことある？」と尋ねてみる。「死にたい」という訴えには、本人の話に耳を傾ける

しつこく聞くのは逆効果のこともある。無理に聞き出さない

死なないと約束させる

「あなたが死んだら悲しくてたまらない」「できるかぎりのことはするから、死なないで」と、率直な気持ちを伝え、約束してもらう

刃物、ロープなど危険なものを目につかないように片付ける

医師に相談する

治療薬の調整とともに、無理のない形での社会参加の場をつくるなど、本人の生活環境を見直し、生活への満足感を高める

危険がさしせまっていたら入院も検討する

こころの病気④

統合失調症と関連するこころの病気

こころの病気は、互いに重なりあう部分があることが多いものです。
はじめは別の病気と診断されていたものの、のちに統合失調症と診断されるということも起こりがちです。

不安障害

統合失調症の患者さんは、しばしば強い不安を感じています。不安を主症状とする不安障害のなかでも、とくに以下のものとの関連は密接です。

●強迫性障害

「何度、戸締まりを確認しても安心できず、外出できない」「汚れが気になって、何時間も手を洗いつづけてしまう」などといったように、何度も同じことをくり返さずにはいられない強迫症状のために、生活に支障をきたしている状態が強迫性障害です。

統合失調症では、しばしば強迫症状があらわれます。この場合、強迫症状のもとには訂正不能な妄想があります。強迫性障害の患者さん本人が感じている「ばかばかしいからやめたい。だけど、やめられない」といった気持ちとは、少し違います。

●社交不安障害

統合失調症の場合は、「他人が悪口を言っている」「ぼくのことを皆があざけり笑っている」といった、すでに認知がゆがんでいることから生じる「こわさ」。

社会不安障害の「こわさ」は、「人に笑われるのではないか」「批判されるのではないか」といった「こわさ」から、あがってしまったり、緊張してしまいます。

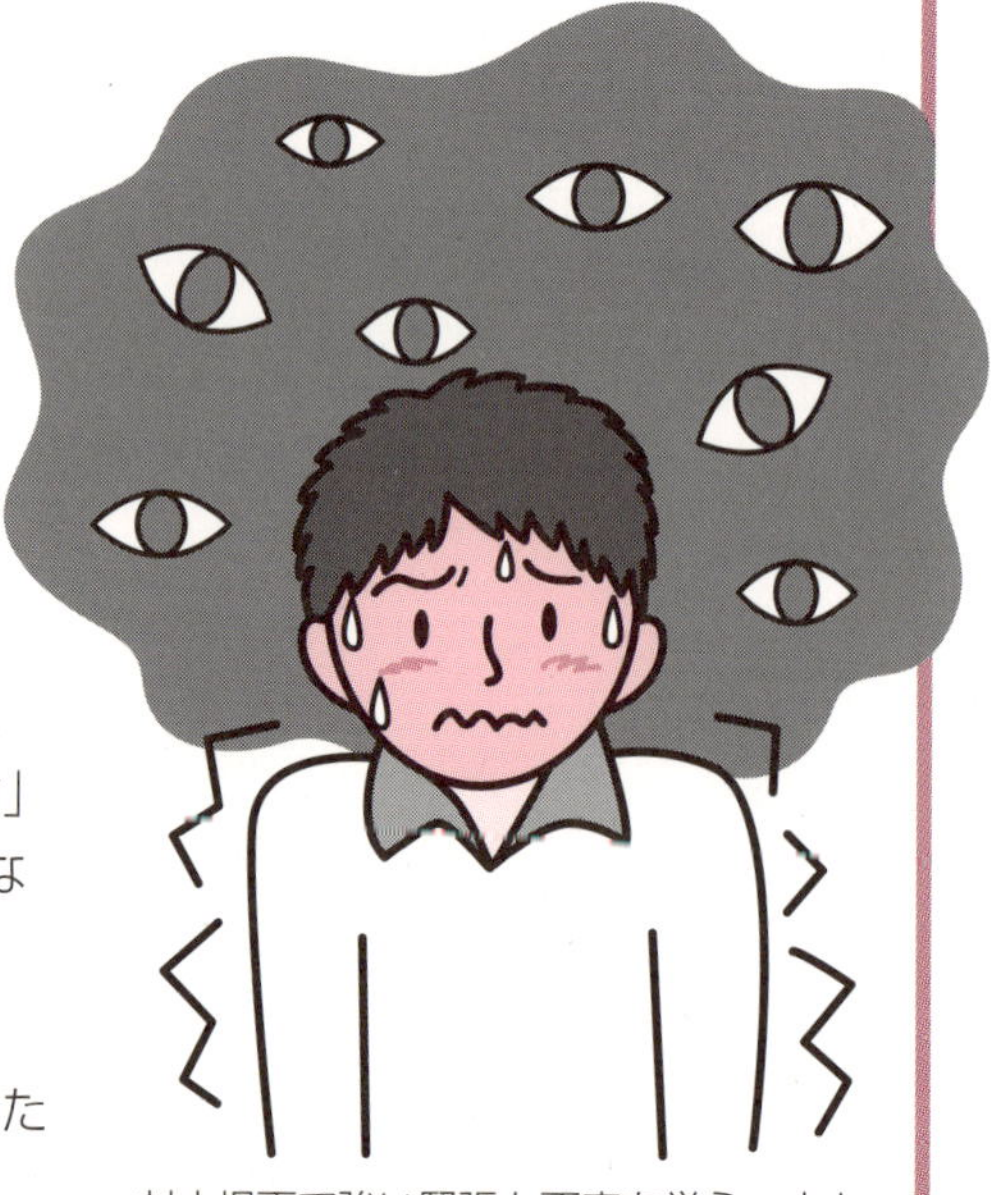

対人場面で強い緊張と不安を覚え、人との接触を避けるようになっていく

似ている病気や合併する病気がある

こころの病気は、それぞれ典型的な症状があらわれている場合には、まったく違う病気にみえます。けれど、実際の症状は典型例ばかりではありません。ある病気のようだが別の病気ともとれるといったように、区別がむずかしかったり、別のこころの病気を合併していると判断されたりすることもあります。

パーソナリティ障害

人には、それぞれ特有のものの考え方や感じ方、行動のパターンがあります。これをパーソナリティといいます。パーソナリティのかたよりが強いために、社会生活がうまくいかなくなっている状態がパーソナリティ障害です。

パーソナリティ障害のうち以下の3つは、統合失調症と似た傾向があります。

●妄想性パーソナリティ障害

人をなかなか信じようとせず、自分に対して悪意があるのではないかと疑ってかかります。

●シゾイドパーソナリティ障害

孤独を好み、周囲の人、ときには家族とさえ親密な関係をつくろうとしません。

●失調症パーソナリティ障害

まわりから「奇妙な人」と思われるほどマイペースで、外の世界にあまり関心を示しません。

解離性障害

強い心理的なストレスを受けた場合に発症することがある解離性障害。多重人格もその一種です。多重人格者は、別人格の声が聞こえたり、非現実的な体験を話したり、つらい体験が突然よみがえるフラッシュバックを起こすなど、統合失調症との区別がつきにくいことがあります。

知的障害

統合失調症が知的障害をまねくわけではありませんが、思考の障害が起きるため、長く話そうとすると混乱してしまいがちです。もともと知的障害がある場合、しばしば精神科の病気の併発がみられます。統合失調症を合併することもありますが、知的障害が重いと診断しにくいのが実情です。

発達障害

統合失調症とアスペルガー症候群の違い

発達障害のなかでも知的障害のないアスペルガー症候群は、統合失調症と似た症状を示すことがあります。幼い頃からのようすをふり返ることが、両者を区別するポイントです。

判別に悩む

統合失調症なのか、それとも発達障害なのか、ある時点の状態をみているだけでは、判別しにくいことがあります。

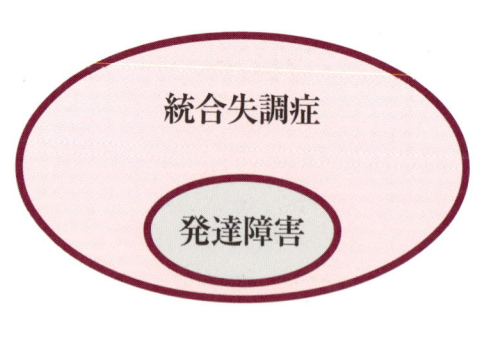

統合失調症と診断されている子のなかに発達障害が含まれている可能性はある

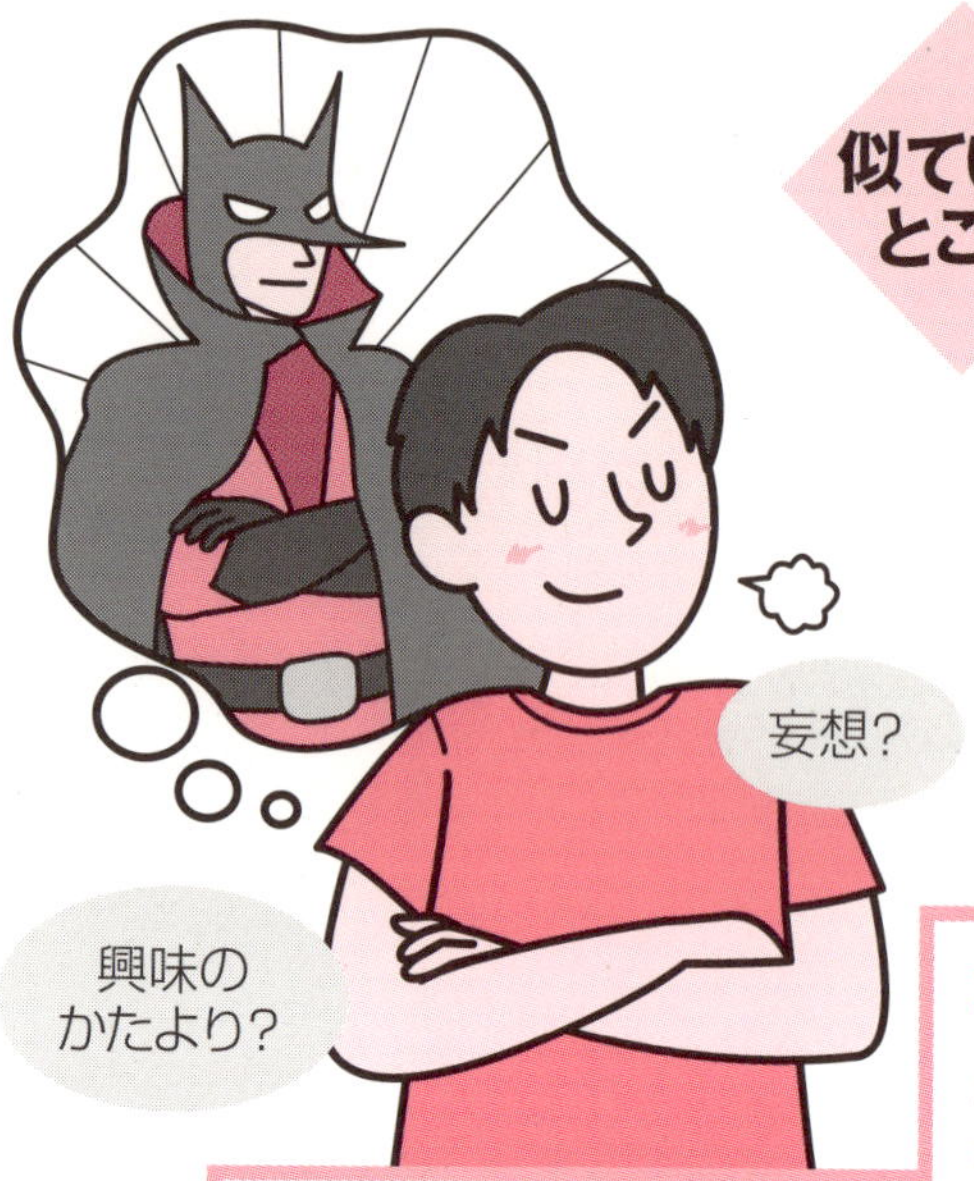

似ているところ

会話が通じにくい

アスペルガー症候群の場合、語彙は豊富でもコミュニケーションに障害がある。言外の意味を理解しにくかったり、断片的なやりとりしかできなかったりする場合がある

不安、うつ

場の空気を読むことが苦手なために、いじめの標的になってしまうことも。被害的な体験の重なりのために、不安やうつに陥ったり、周囲の言動を被害的・妄想的に受け止めやすくなったりする

ひとりごとを言う

アスペルガー症候群の場合は、自分だけのファンタジーの世界に没頭し、そのなかでの会話を口にしていることも。統合失調症では、自分と他者との境界が崩れているために起こる幻聴と会話していることが多い

統合失調症と診断されたが発達障害かもしれない

近年、発達障害への理解が深まり、支援体制がととのいつつあります。しかし、知的な遅れがない場合、発達障害の存在に気づかれないまま思春期を迎え、そこではじめて問題が明らかになることもあります。幻覚・妄想、興奮などの症状から統合失調症と診断されたが、じつは発達障害に適切な対応がとられてこなかったための症状だったということもありえます。

いつからみられるかが大きな違い

一見、症状は似ていても、統合失調症と発達障害はまったく別。

発達障害は幼い頃からありますが、統合失調症は早くても一〇歳以降に発症するものです。今まで発達障害の診断を受けたことがないという場合、幼い頃からのようすをふり返ることが必要です。

なお、発達障害の子が統合失調症になることもあります。その場合は統合失調症の治療が必要です。

ポイント

現在の問題が、発達障害の影響によるものなのか、統合失調症の始まりなのかを判別するポイントは2つあります。

発症時期

統合失調症の発症は早くても10歳以降。一方、発達障害の場合は幼い頃からあるもの。思春期に問題が顕著になる以前から、独特の傾向がみられる

被害妄想

発達障害でも被害妄想的になることはあるが、多くは相手の心理の読み違えのレベル。統合失調症の場合の妄想は、マンションの上層階に住んでいるのに、「窓から敵が襲ってくる」などと、およそありえない内容が多い

アスペルガー症候群

■原因：発達障害のひとつ。脳機能の一部がうまく働かないために起こると考えられています。自閉症と同じ広汎性発達障害に含まれますが、言葉の遅れや知能面の遅れはみられません。

■特性：集団のなかの暗黙のルールに気づかない、説明されても理解しにくいという社会性の問題や、コミュニケーションの問題があり、人と適度にかかわることが苦手です。自分のことは一方的に話しても、相手の言葉の理解は表面的で発言の真意をつかめず、トラブルになることも。また、ものごとの流れを把握したり、これからどうなっていくかを想像するのが苦手という、状況把握の問題もあります。

こだわりが強く、独自の世界に没頭しやすい傾向もみられます。

■対応：社会のルールや、人への対応のしかたなど、社会で生きていくために必要なスキルを意識的に教えるとともに、得意なことを伸ばして自信をもたせます。特性は変わりません。周囲が理解し、あたたかく見守ることも必要です。

COLUMN

症状として暴言・暴力が出ることはあるか

暴力というより興奮している

統合失調症の症状として暴力行為があらわれることは、それほど多くありません。あったとしても、ほとんどは家庭内での暴言・暴力です。犯罪行為に至るような暴力が起こる率は一般と同じです。

家族への暴言・暴力も、いわゆる家庭内暴力とは少し違います。日頃のやりとりが暴力に発展していくというより、周囲にはよくわからない理由で興奮し、怒鳴ったり暴れたりすることが大半です。

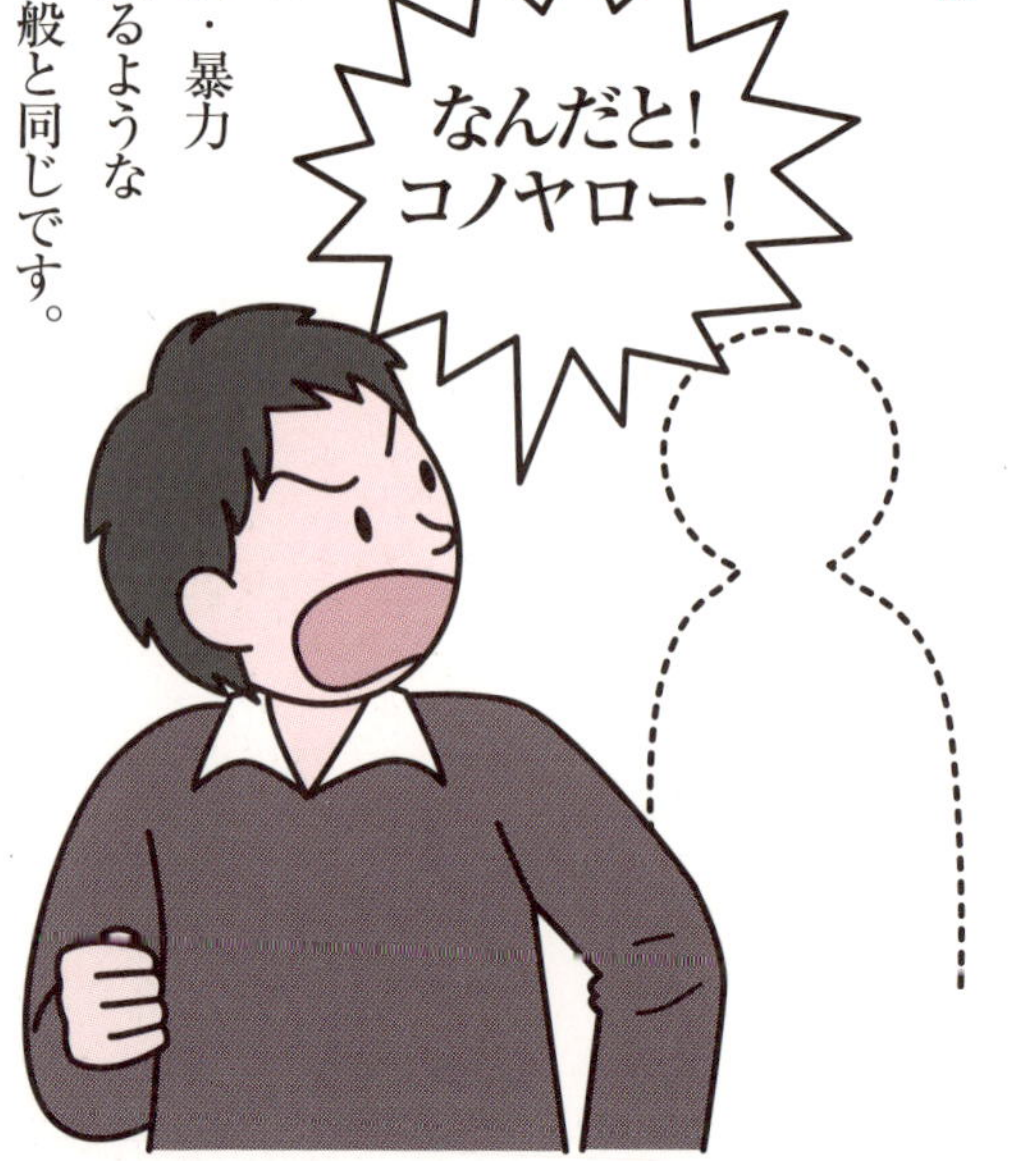

目に見えないだれかに向かって怒鳴っていたりする

目に見えないなにかへの反応

興奮、暴力の背景には、多くの場合、妄想や幻覚があります。本人は、自分は狙われている、罵倒されているなどと確信しています。そのため、「やらなければ、自分がやられる」とばかりに、暴力的な言動に出てしまうのです。症状で苦しんでいるときに家族から一方的に否定されると、それがひきがねになって暴力にエスカレートする場合もあります。

ただし、妄想や幻覚への反応のしかたは、必ずしも暴力という形になるとはかぎりません。本人の性格やまわりの環境によって違います。周囲が冷静さを保ち、穏やかに接するうちに、興奮はおさまっていくことがほとんどです。

4

薬物療法を中心に根気よく

近年、統合失調症への薬物療法の進歩により、
症状を安定させることができるようになりました。
大切なのは、飲みつづけること。
勝手にやめると、再発という大きなリスクが待っています。

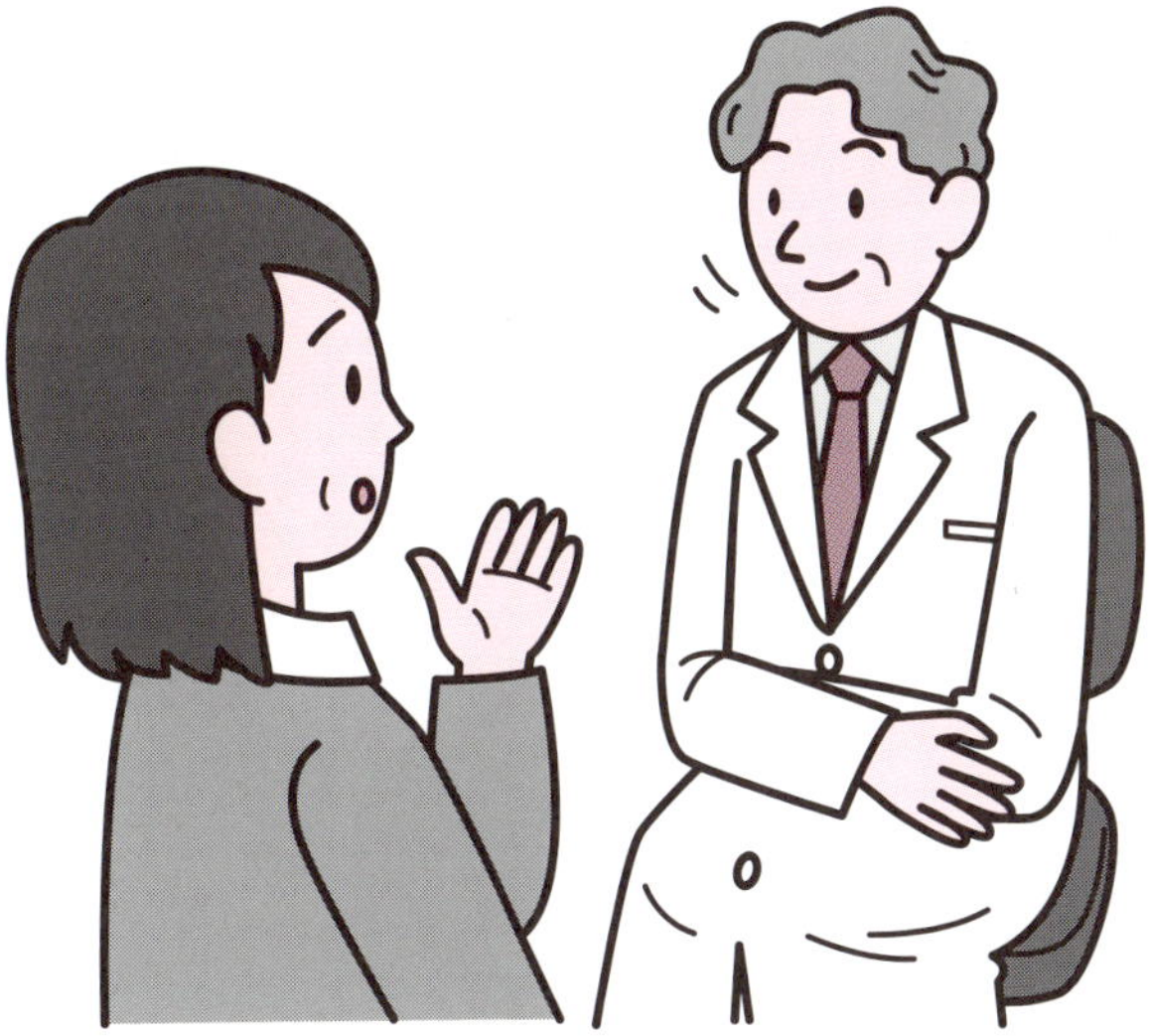

急性期

休ませることが最優先になる時期

妄想や幻覚があらわれ、強い不安や焦りから落ち着きがなくなり、興奮状態に陥りがちな急性期。家族は、刺激に敏感になっている神経の興奮を鎮めることを第一に考えます。

心身ともに落ち着かせる

急性期の患者さんが必要としているのは、過活動の状態にある神経の興奮を鎮めること。そのために、神経への刺激を減らす働きをもつ薬を使いながら、ゆっくり休めるような静かな環境をととのえます。

患者さんを刺激するような発言は控えましょう。心身ともに落ち着かせることで、激しい症状はじょじょにおさまっていきます。

家庭で休ませることがむずかしい場合には、入院を検討します。

治療の3ポイント

活動しすぎてかえってうまく働かなくなっている神経の興奮を鎮めるために、3つの方向からアプローチしていきます。

情報量を減らす

1〜3ヵ月が目安

音　光　人の気配

- 携帯電話は切っておく
- テレビやラジオは消す
- 照明を煌々《こうこう》とつけない
- 人ごみに出ない
- 会話も少なめに

刺激を少なくする

急性期には神経のフィルター機能の乱れから、さまざまな刺激が入ってきてしまいます。抗精神病薬による治療は、このフィルター機能の修復にたとえられます。加えて、できるだけ静かな環境をつくることが、余分な情報による混乱を鎮めます。

受診
薬物療法

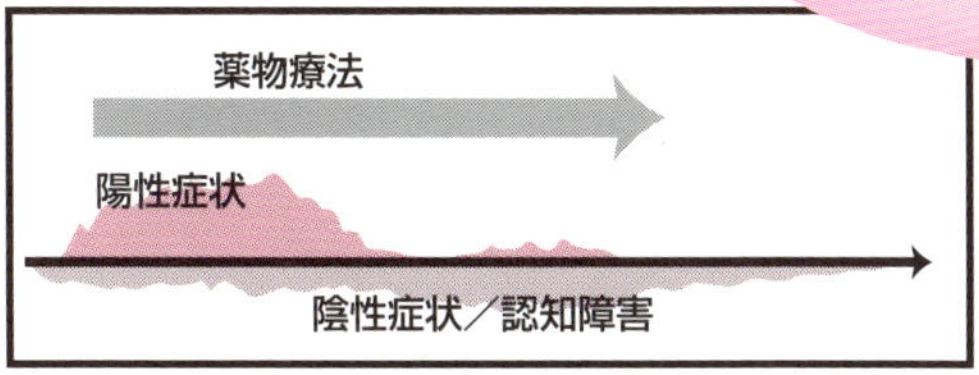
薬物療法
陽性症状
陰性症状／認知障害

薬物でまず陽性症状を落ち着かせる

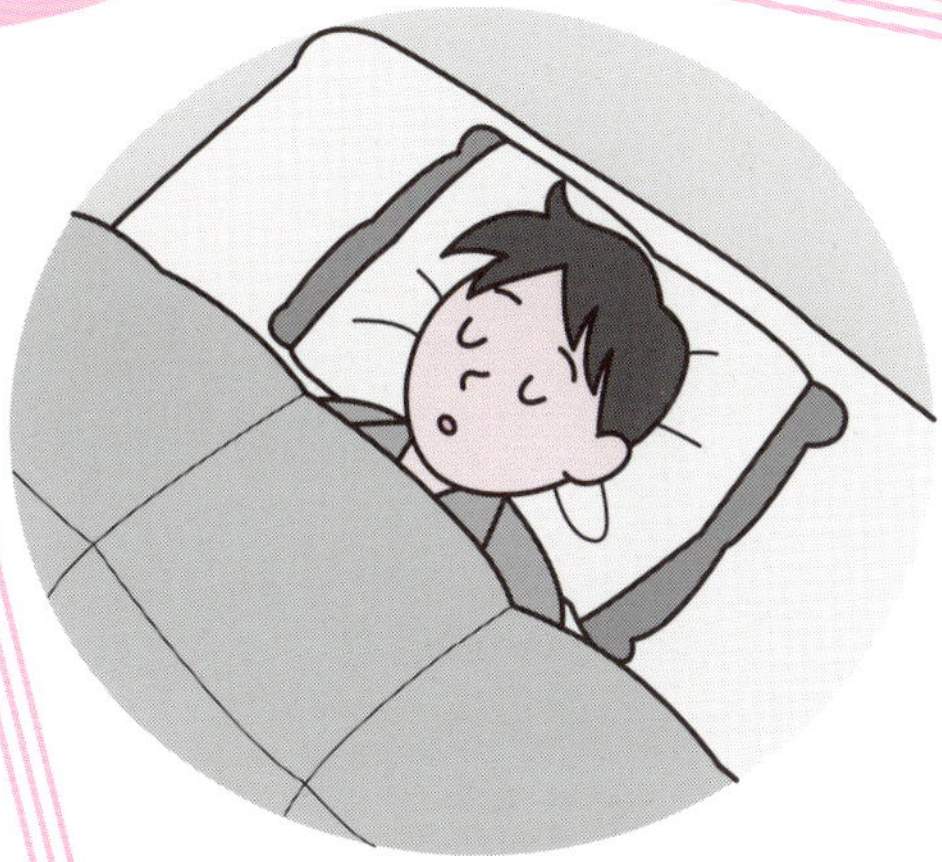

安心して眠れる環境をととのえるとともに、薬を使用することもある

家族は

医師と相談しながら

急性期が続く1～3ヵ月くらいの間は、定期的に医師に連絡をとり、患者さんのようすをみながら薬を調整したり、対応のしかたを修正したりしていきます。

見守り方は、風邪をひいたときと同じように考える

本人は今、風邪をこじらせてつらい症状に耐えているようなもの。ひとりきりにしておくのは心配です。けれども、いつもつききりでいる必要はありません。呼べばすぐに顔を出せるところにだれかがいてくれると、本人は安心感を得られます。

休養をとる

休学する

症状が激しいときは休学も。おさまってから復学を考える（P86参照）

良質の睡眠をとらせる

過剰な情報にさらされて混乱している神経を休ませるには、「ぐっすり眠れた」と感じられる良質の睡眠をとるのがいちばん。ただ、急性期には放っておくとなかなか眠れません。抗精神病薬による治療と睡眠薬の使用で、睡眠がとれるようにします。

消耗期

病み上がりから回復へ転じる時期

過敏な状態がおさまってきたと思ったら、今度は極端に活動性が落ちてきます。ダラダラと寝てばかりの状態が続きますが、回復に向かうために必要な過程です。

ストレスに弱い時期

急性期にエネルギーを使い果たし、ストレスに耐える力が弱くなっています。以前ならストレスにならなかったことでも耐えがたくなり、回復を遅らせます。

とくに大切なのは夜間の眠り

体のリズムからみると、昼寝より夜間ぐっすり眠るほうが質のよい睡眠を得られます。夜間によく眠れているなら、回復は順調とみてよいでしょう。昼寝が多すぎて夜眠りにくいようなら、睡眠リズムの調整が必要です。

よく眠る

急性期の症状が激しければ激しいほど、心身のダメージは大きいと考えられます。よく眠るのはダメージからの回復に必要なため。朝寝坊や、昼間からゴロゴロ横になっていることが多くても、大目にみてあげてください。

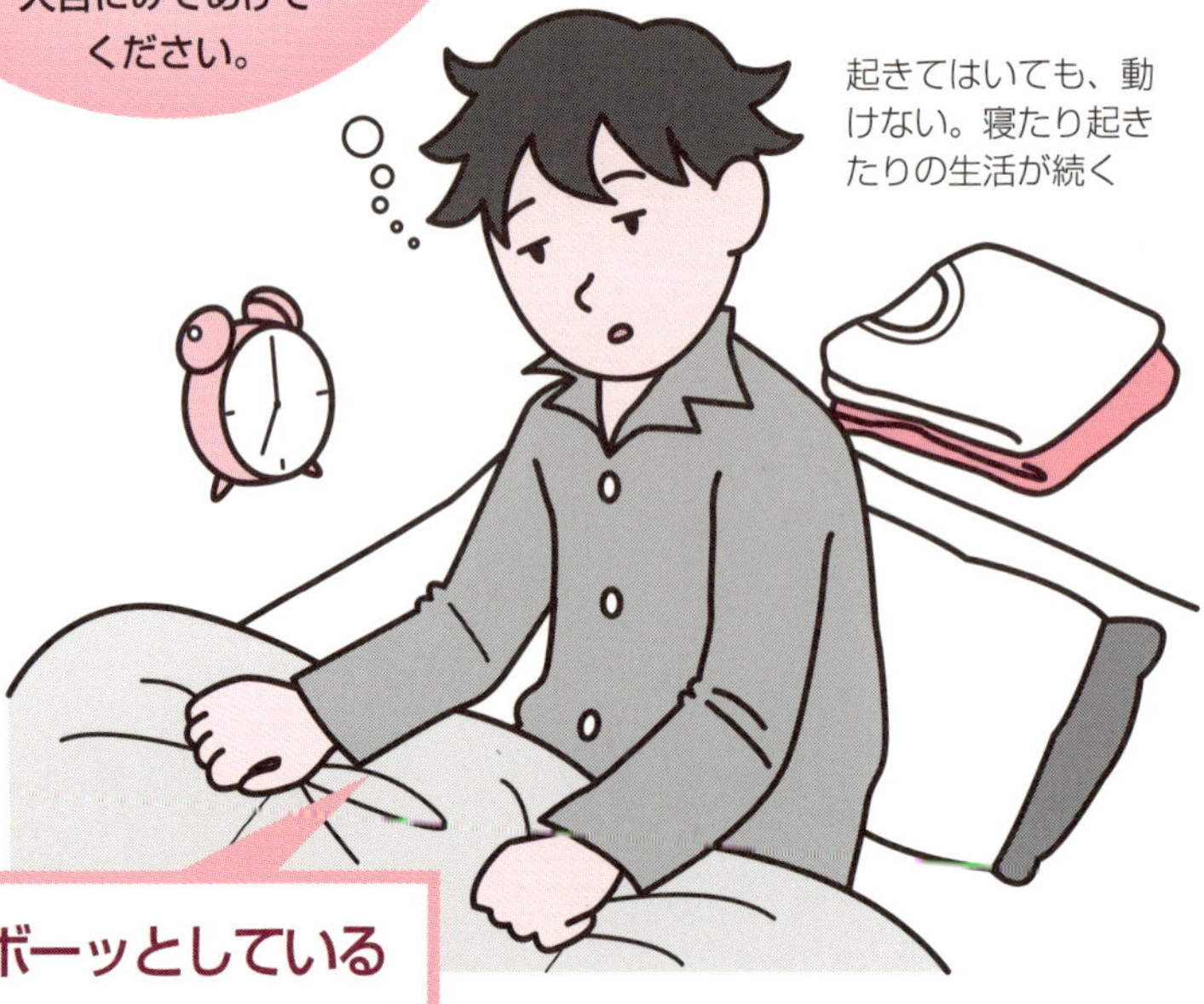

起きてはいても、動けない。寝たり起きたりの生活が続く

頭がボーッとしている

やっと起きたと思っても、ぼんやりしているのは、消耗期特有の症状であると同時に、治療薬の影響もあります。

エネルギーがたまるのを待つ

消耗期は、急性期に費やされたエネルギーをたくわえるための充電期間です。エネルギーが十分にたまるまでには相当の時間がかかります。それでも焦らず待つことで、じょじょに回復に向かいます。

家族は 待つ

エネルギーを使うことより、まずはためることが先決。家族が焦らず、「休んでいればなんとかなる」と、ゆったりかまえて待っていてあげれば、本人も安心します。

薬物療法はずっと続けている

数ヵ月～数年が目安

食事が不規則

甘いものをほしがり、間食が増える傾向がみられます。ある程度はしかたありませんが、体重増加が目立つ場合、買い置きを減らしたり、おやつの内容を見直したりします。治療薬が影響している可能性もあるので、医師にも相談を。

甘えたがる

たいていは本調子を取り戻すまでの一時的な現象です。年齢にそぐわない求めでも、ほどほどに甘えさせてあげると、本人は安心感を得やすいでしょう。ただし、性的なニュアンスをおびた求めなど、受け入れがたい要求にまで従う必要はありません。

積極的に動けない

休ませるのがいちばんといっても、自分の身のまわりの簡単なことくらいは自分でやらせましょう。とはいえ、自分から積極的にやれる状態ではありません。「言われればできる」のであれば、まずはよしとしましょう。

伝えることは簡潔に

集中力が低下していて、込み入った話は理解しにくい状態です。一度にたくさんのことを伝えようとせず、ひとつずつ、簡潔に話すようにします。

回復期

生活のペースをつくっていく時期

エネルギーがたまりはじめると、患者さんは少しずつ元気が出てきて、「やってみよう」という気持ちが生まれてきます。少しずつ生活のペースをととのえていきましょう。

期待しすぎないことが大切

自分から動きだすようになった患者さんのようすに、まわりの人は回復を実感します。その一方、「これができるならあれも」と、期待もふくらみがちです。

しかし、回復のペースは、ゆるやかなもの。大きすぎる期待は患者さんの負担になり、新たなストレスになる心配があります。

まだストレスには弱い時期

ゆとりが出てきたとはいえ、まだ心身の状態はベストとはいえません。一度に「あれもこれも」とがんばりすぎないことが大切です。

回復の兆し

テレビをみたり、音楽を聴いたりして楽しむようになるのは、回復のあらわれ。電話に出たり、自分から電話をかけたり、少しは家の手伝いもできるようになります。家の外に出て散歩し、会話する相手もできたら、いよいよ回復も本調子です。

ゆとりが出てくる

今までできなかったことに取り組めるようになったのは、エネルギーのたくわえができて、活動にふり向けることができる証拠。焦りがおさまり、気持ちのゆとりが出てきます。

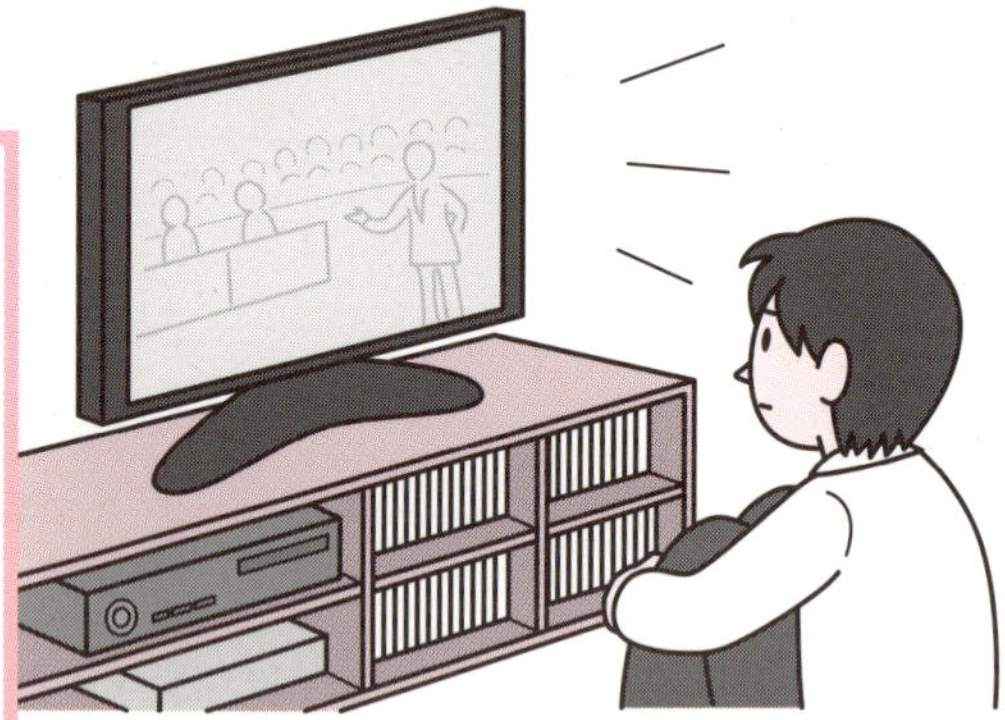

好きなテレビ番組ならみられるようになる

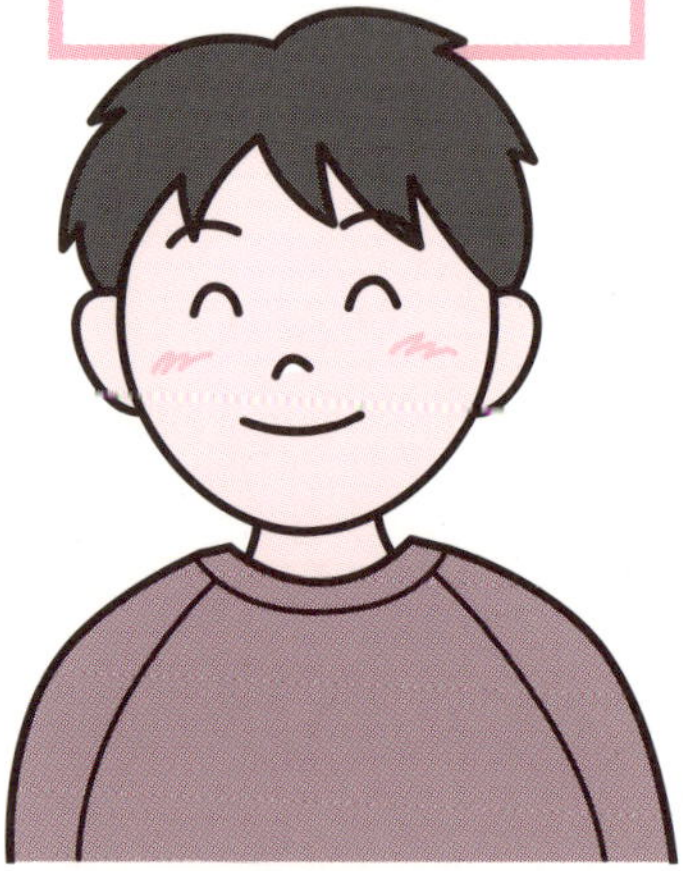

たまには笑顔もみせるようになる

家族は

焦りは禁物

早くもとの生活に戻したいという焦りは、失敗のもと。復学などの際も、「ダメでもともと」「ためしてみればよい」というくらいの気持ちで見守りましょう。

あいさつの声かけ

朝起きたら「おはよう」、食事の前に「いただきます」、寝る前に「おやすみなさい」などときちんとあいさつをする習慣をつけることは、生活にメリハリを与える一助になります。

最初は返事がなくてもいい、ぐらいの気持ちで

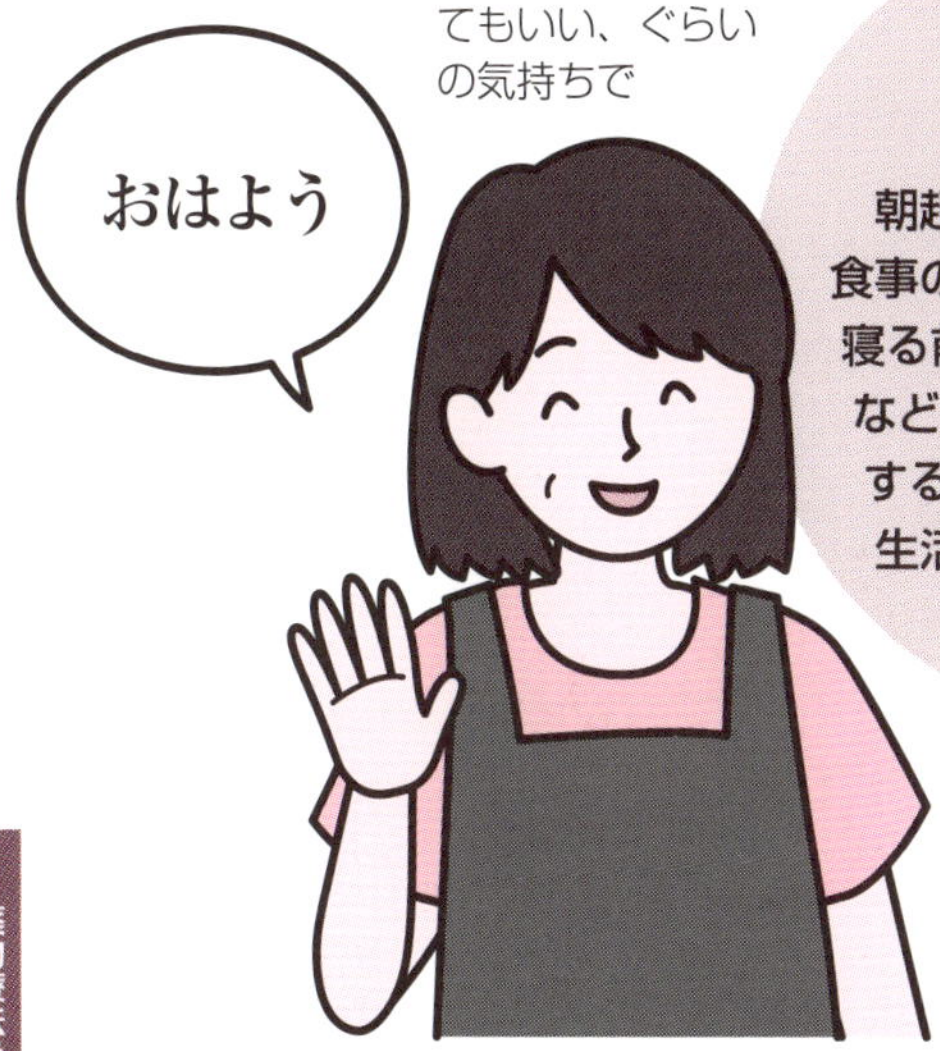

リハビリ

自分の好きなこと、負担の少ないことから、じょじょに活動の幅を広げ、生活のリズムをつくっていきます。身のまわりの始末、家事の手伝いなど、日常生活そのものがリハビリテーションになります（P82参照）。

上手に休みながら慣らす

がんばりすぎてしまうと、心身の疲れがたまって状態が悪化してしまいがち。無理せず休みを入れながら心身を慣らしていきます。

復学

復学に向けて、地域の教育機関などと相談します。もとの学校に戻る場合も、はじめは1日1～2時間だけ授業を受けるなど、じょじょに慣らしていきます。保健室登校から始める方法もあります。

再発に注意を

（P81参照）

薬物療法①

脳の中で薬が効くメカニズム

統合失調症の治療薬は、まとめて抗精神病薬とよばれています。いずれも、脳内で放出され、神経を興奮させる化学物質、つまり神経伝達物質の流れを調整する作用があります。

伝達される情報量を減らす

ストレスがたまり、陽性症状の明らかな状態では、ドパミンが過剰に放出され、情報伝達の混乱が起きています。これらの神経伝達物質の受け皿にフタをして、情報量を減らすのが薬の役目です。

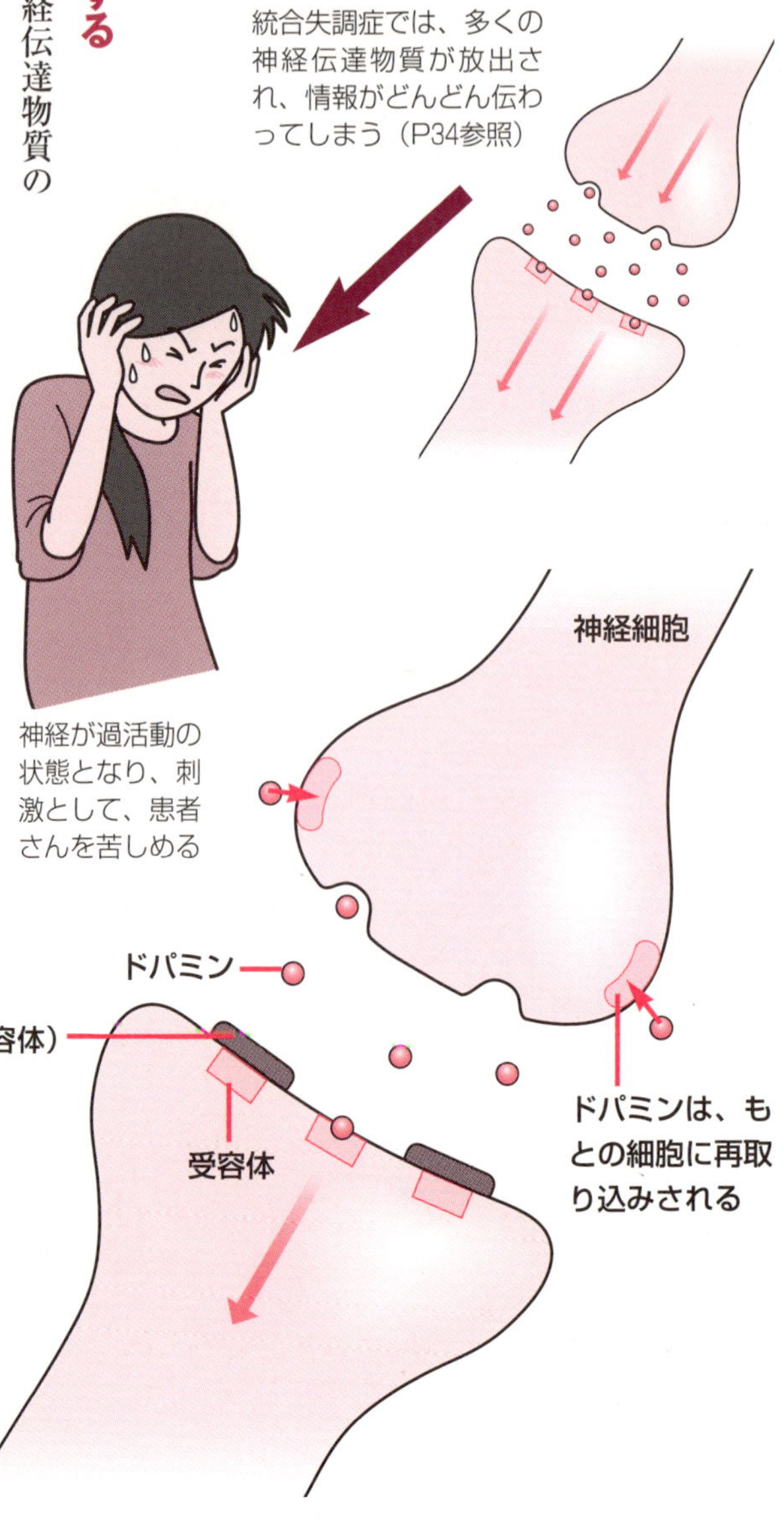

統合失調症では、多くの神経伝達物質が放出され、情報がどんどん伝わってしまう（P34参照）
神経が過活動の状態となり、刺激として、患者さんを苦しめる
神経細胞
ドパミン
薬は受け皿（受容体）を遮断する
受容体
ドパミンは、もとの細胞に再取り込みされる

抗精神病薬がドパミンに作用する

抗精神病薬は、神経伝達物質のなかでも、とくにドパミンに働きかける作用を強くもっています。ドパミンの受け皿にフタをしてその流れを遮断することで、神経の興奮を鎮めるのです。

最近は、ドパミンとともに、セロトニンなど別の神経伝達物質の受け皿もふさぐ薬がよく使われています。

抗精神病薬は2グループ

抗精神病薬にはいろいろな種類がありますが、大きく2つに分けられます。

第2世代抗精神病薬

ドパミンだけでなくセロトニンなどにも作用する薬。陽性症状の改善効果は、いずれも従来の第1世代抗精神病薬と同等かそれ以上。陰性症状を改善する効果もある。副作用は少ないが、体重増加を招きやすい。糖尿病の人には禁忌か慎重投与

分類名	商品名の例	内容
リスペリドン	＜リスパダール＞	副作用は少なく、再発予防効果は第1世代抗精神病薬よりすぐれている。服薬初期に起立性低血圧（立ちくらみ）が起きやすい
オランザピン	＜ジプレキサ＞	手のふるえ、舌のもつれ、眠気などの副作用が少ないが、体重増加や代謝異常をまねきやすいため、糖尿病の人には禁忌
ペロスピロン	＜ルーラン＞	ドパミンよりセロトニンにより大きく作用する。不安・抑うつの改善にも有効と報告されている
クエチアピン	＜セロクエル＞	鎮静が強く出やすい。起立性低血圧、体重増加などがみられることもあるため、少ない量から始める。糖尿病の人には禁忌
アリピプラゾール	＜エビリファイ＞	陰性症状を改善する効果が比較的ある。不眠が生じることがあり、起立性低血圧、むずむず感などがみられることも
ブロナンセリン	＜ロナセン＞	効果はリスペリドンとほぼ同等。体重増加は少ないが、眠気、手のふるえや、むずむず感、不眠などは起こりやすい

第1世代抗精神病薬

ドパミンに作用する薬。陽性症状には効果的だが、陰性症状を改善する効果は薄い。緊急に興奮を鎮めたいときや、安定期の維持療法（デポ剤）などに用いる

分類名	商品名の例	内容
ハロペリドール	＜セレネース＞	代表的な第1世代抗精神病薬。幻覚・妄想を緩和する
ブロムペリドール	＜インプロメン＞	ハロペリドールと同様の効果をもつ
フルフェナジン	＜フルメジン＞	少量の投与で陽性症状を緩和する効果がある
クロルプロマジン	＜コントミン＞	興奮を鎮め、気分の鎮静化をはかる効果にすぐれている
レボメプロマジン	＜レボトミン＞	上記と同様だが、より強力な鎮静作用がある
プロペリシアジン	＜ニューレプチル＞	上記2つと同様の働きをもつが、薬の構造が少し違う

薬物療法②

急性期、消耗期、回復期に合った薬を

症状が強い時期には十分な量の薬を飲み、回復に合わせてじょじょに減らしていくのが薬物療法の基本。過不足がないように、患者さんの状態をみながら調整していきます。

病期、症状をみて調整していく

統合失調症の治療ガイドラインでは、第二世代抗精神病薬が第一選択とされています。ただし再発の場合、これまで使ってきた第一世代抗精神病薬が効くとわかっていれば、それを用いることもあります。

いずれにしろ、効果があればそのまま服薬を続け、状態をみながら薬の量を調整していきます。

薬の効き目はどう判断するか

抗精神病薬の効果があらわれるには、一般に二～四週間ほどかかります。服薬を始めても、しばらくは妄想や幻聴が続き、気持ちの焦りが解消されないと感じることもあるでしょう。

けれど、薬を飲みはじめてから、よく眠れるようになったという実感があれば、その薬は効き目があると判断してよいでしょう。急性期、過覚醒の状態に陥っている患者さんは、なにも治療をしなければゆっくり眠ることができないのが普通だからです。

そのまま飲みつづけていると、眠れる時間が長くなります。大声を上げたり、外へ飛び出したりなど、激しい動きが落ち着いてきたら、薬の効果は確実。やがて気持ちも落ち着いてきます。

期による薬物療法の目的

薬は、期によって、効き目をみながら量や使い方を調整していきます。

急性期

薬で鎮める

病状が激しい急性期には、
陽性症状に有効な薬を適量
用いることで、症状を鎮めます。
適量を一定期間、
確実に服用することが大切です。
まずは抗精神病薬１種類で
ようすをみるのが基本ですが、
不安や感情の混乱が強いときには、
他の抗精神病薬や鎮静効果の
ある薬を就寝前に使う
こともあります。

例　朝、昼、晩と寝る前の4回にわけて服薬する

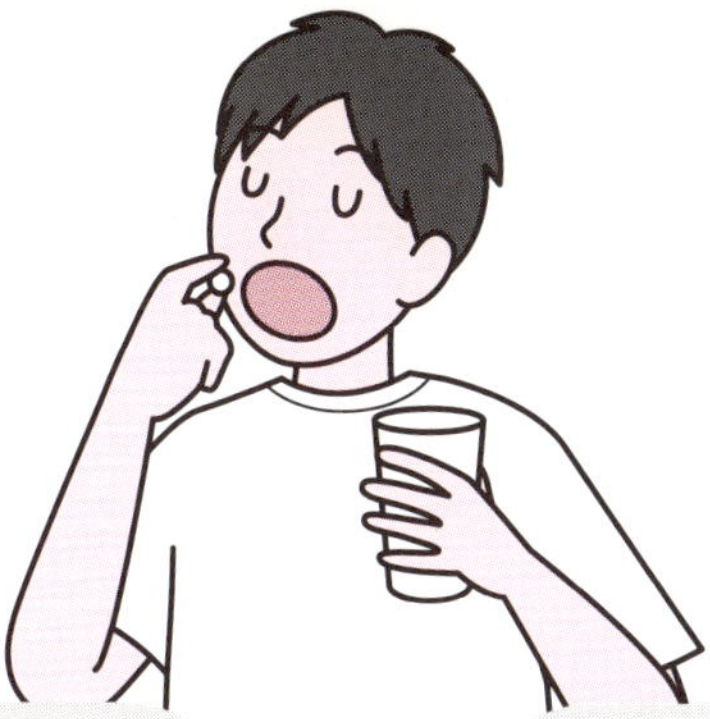

消耗期

薬を減らす

急性期の症状がおさまってくると、必要な薬の量もじょじょに減ってきます。眠気が強くなりすぎる、だるくてたまらないなどという場合には、医師の判断にしたがって、じょじょに薬の量を減らしていきます。処方が変わったあと、夜よく眠れなくなったり、刺激に敏感になったり、焦りの気持ちが生じてきたりしたら要注意です。すぐに医師に相談しましょう。

例　1回に飲む量を減らす

回復期

飲み方を工夫する

朝寝坊が多い、夕飯を食べたらすぐに寝るなど、生活リズムは人それぞれ。1日4回の服薬は飲み忘れたり、時間の間隔がまちまちになったりしがちで、続けにくいという場合があります。そこで、症状が落ち着き回復してきたようすがみられたら、長く確実に服薬できるように、服薬の回数を減らし、それぞれの生活リズムに合わせた飲み方を工夫していきます。

例　朝の分をやめて1日3回にする

症状に合わせた処方例

▼幻覚や妄想に
第二世代、ハロペリドール
▼鎮静に
クロルプロマジン
▼気分を引き上げる
第二世代、スルピリド

抗精神病薬以外に使う薬

急性期には不安が強かったり気持ちの変動が激しかったりするので、抗精神病薬に加えてベンゾジアゼピンなどの抗不安薬や感情調整薬を用いることがあります。

第一世代抗精神病薬に、陰性症状を改善する作用はあまり期待できません。そこで、抗うつ薬を用いて抑うつ症状の改善をはかることがあります。抗うつ薬は強迫症状改善の目的でも使用されます。

第二世代抗精神病薬については、それ自体、陰性症状を改善する効果があるため、抗うつ薬などとの併用はしないのが一般的です。

薬物療法③

薬を勝手にやめると再発の危険性が

統合失調症の治療薬は、適量を長期間にわたって服薬するのが基本。再発を防ぎ、よい状態を維持するためには、薬を完全にやめてしまわないほうがよいからです。

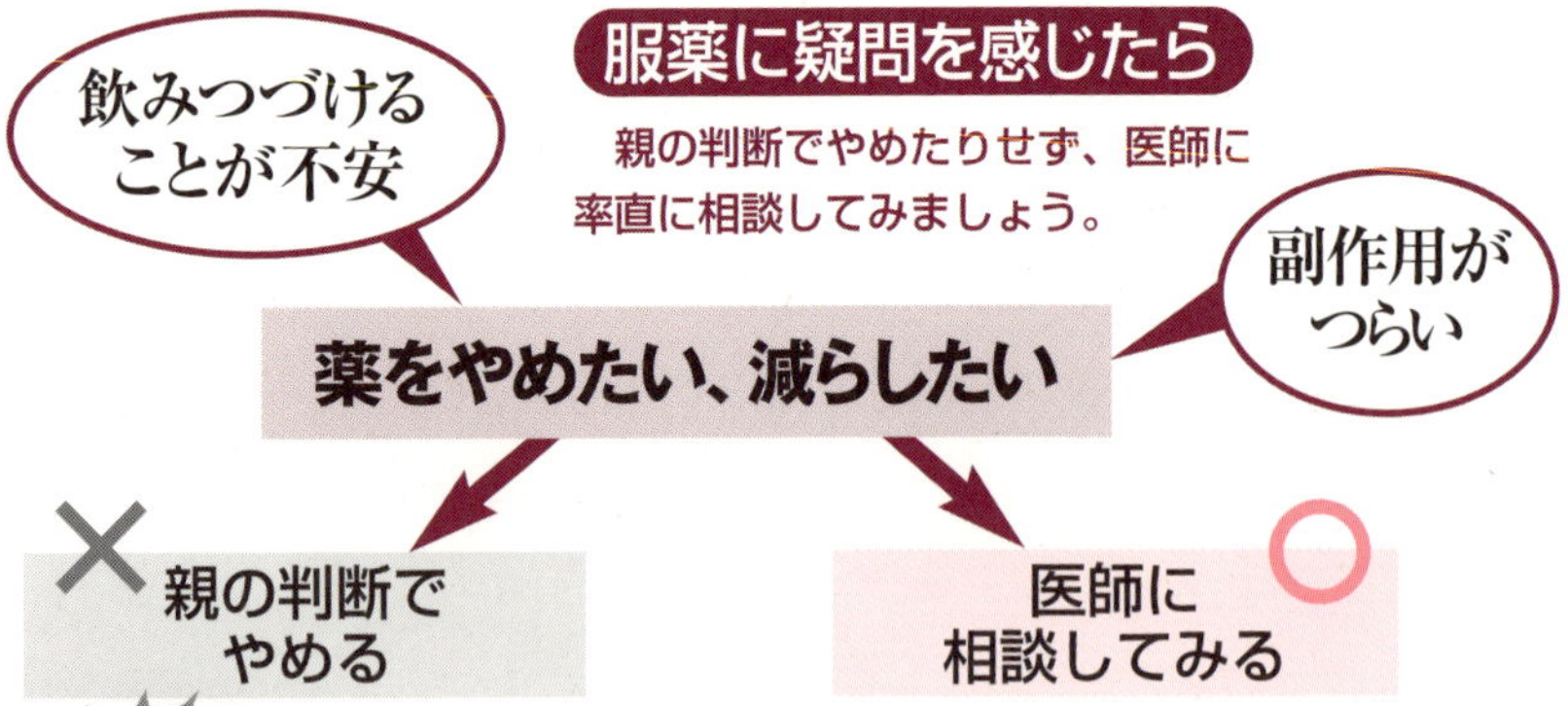

服薬に疑問を感じたら
親の判断でやめたりせず、医師に率直に相談してみましょう。
飲みつづけることが不安
副作用がつらい
薬をやめたい、減らしたい
×親の判断でやめる
○医師に相談してみる

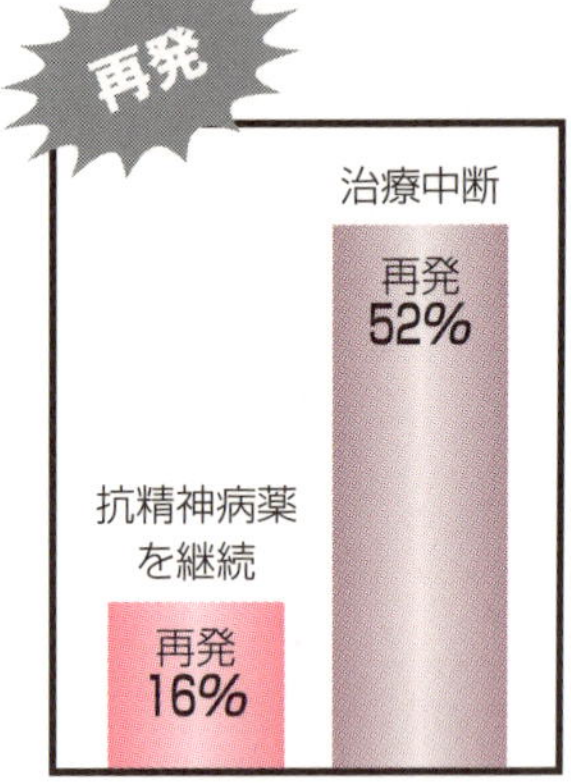

再発
治療中断
再発 52%
抗精神病薬を継続
再発 16%

再び悪化した率

平均9.7カ月の観察

Gilbert P.L.et al,1995より

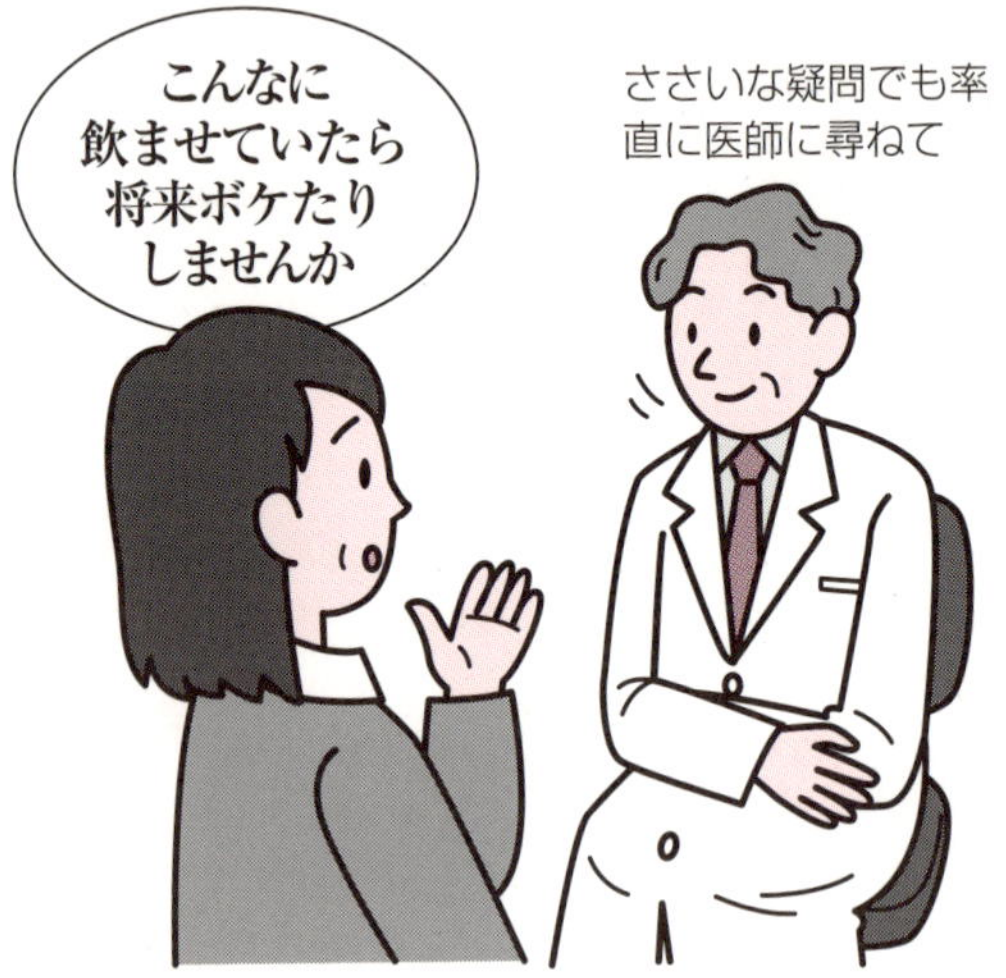

こんなに飲ませていたら将来ボケたりしませんか
ささいな疑問でも率直に医師に尋ねて

通電療法

通電療法は頭皮に貼り付けた電極を通して少量の電流を流し、脳に刺激を与える治療法です。刺激によってけいれん発作が起きないよう、麻酔科医の協力を得て、事前に麻酔薬と筋弛緩薬《きんしかんやく》を投与しておこないます。

薬物療法と併用すると、それぞれ単独の場合にくらべて効果がアップすると期待できることから、自殺の危険性が高く緊急に状態の改善をはかりたいときに用いられることがあります。また、薬の副作用が重く、薬物療法を続けにくいときなども、通電療法を試みることがあります。

ただし、あくまでも十分な薬物療法がおこなえない場合の次善の策。記憶障害が生じることもあり、子どもに実施することはまれです。

誤解

調子が悪いとき だけにしよう

よい状態が続いているなら、ふだんはやめて調子が悪いときだけ飲めばよいと思うかもしれませんが、その方法では服薬を続ける場合より再発の危険性が高まります。悪化のサインを見逃さずに適切なタイミングで再開するのも、容易ではありません。

薬をやめたら 活動的になった

消耗期や回復期に薬を飲まなくなると、薬の鎮静作用がなくなるため、スッキリして活動的になったように感じられます。けれど、それは一時的なもの。神経の安定をはかってきた薬が急になくなると、神経は再び過敏になりがちです。

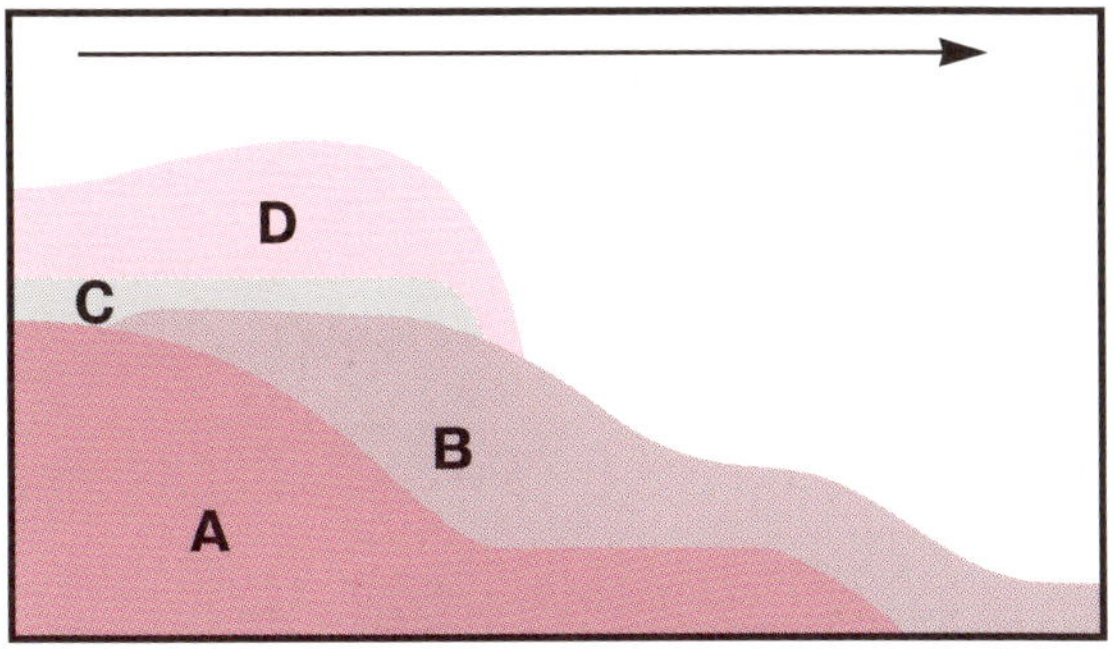

薬の切り替え例

A：第1選択の抗精神病薬、B：第2選択の抗精神病薬、C：副作用どめ、D：鎮静効果のある抗精神病薬。病状に合わせ、4種類から1種類に減らしていった

やめたいときは必ず医師に相談を

長期間、子どもに薬を飲ませることには抵抗があるという人も少なくないでしょう。ただ、再発の危険性を考えたら、服薬はずっと続けたいもの。やめたいと願う場合は、率直に医師に相談してください。副作用が気になるなら、対処のしようはあります。

くり返し薬を飲み忘れる場合も医師に相談します。

長期間の効果が続く「デポ剤」

状態が安定してきたものの、薬の飲み忘れが多い、学校で薬を飲むのをいやがるなどという場合には、飲み薬に替えて注射で投与するデポ剤への切り替えを検討してもよいでしょう。

デポ剤の効果は長く続くのが特徴です。薬の種類によって異なりますが、二〜四週間に一回注射していると、ほぼ一定の血中濃度が保たれます。

デポ剤は第一世代抗精神病薬のハロペリドール、フルフェナジン、第二世代抗精神病薬のリスペリドンにあります。とくにリスペリドンのデポ剤は、注射後の痛みが少ないことにも定評があります。

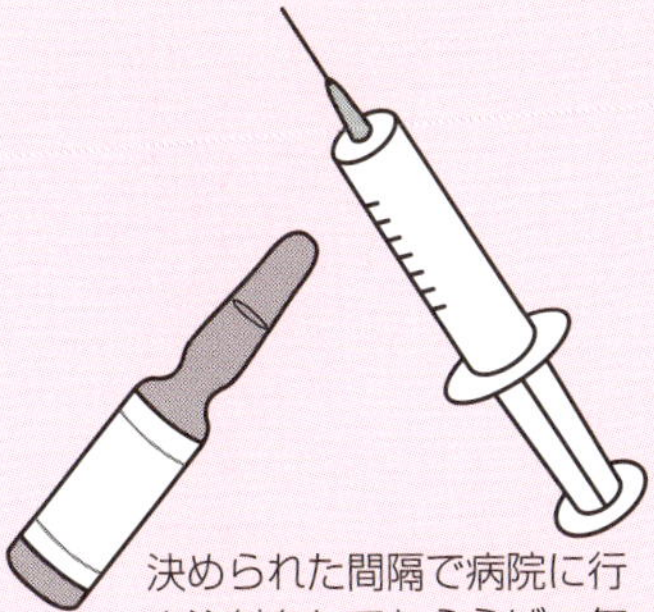

決められた間隔で病院に行き注射をしてもらえば、毎日服薬する必要がなくなる

薬物療法④

知っておきたい、薬の副作用

期待する効果だけを得られる薬があればよいのですが、なかなかそうはいきません。どんな薬でも、多かれ少なかれ、ないほうがよい効果、つまり副作用がみられます。

病気の症状と見誤らないように

治療薬の副作用はいろいろあります。内容を列挙すると、「飲まないほうがよいのでは」と心配になるかもしれません。しかし、薬によって出やすい副作用は違います。同じ薬でも、出方は人によりけりです。実際のところは、飲んでみないとわかりません。

けれど、副作用について知っておくことは大切です。副作用への理解があれば、服薬中にあらわれた症状を病気の悪化と見誤らないですみますし、副作用を減らす工夫について、医師に相談もできるからです。

主な副作用

副作用は例です。すべてだれにでも出るわけではありません。

眠い、だるい

薬の鎮静作用によるもの。神経が過活動の状態にある場合には治療に必要な作用だが、状態が落ち着いたあとには、過度の鎮静作用が生活の妨げになってしまうことも。薬の量を調整したり、別の薬に替えたりする

便秘、口が渇く

便秘があれば食事・運動に注意し、緩下剤《かんげざい》の使用を考える。口の渇きにはガムをかんだり、氷をなめたりする。大量の水分をとると、体液が薄くなりすぎて危険な状態をまねくおそれがあるので要注意

その他の副作用

- ジスキネジア：口をもぐもぐさせるなどの不随意運動。多剤大量投与を避けて予防
- アレルギー：皮膚のかゆみ、発疹が出たらすぐに中止。別の薬に変更
- 糖尿病：体重増加がみられる場合は要注意。薬の変更を
- 生理がとまる：ホルモン系に生じる副作用。乳汁が出ることも。薬を減らせば改善することがほとんど

体重増加

とくに第2世代抗精神病薬であらわれやすい。体重増加を気にして薬を飲みたがらなくなることもあるので、早めの対策が必要。食事内容を見直し、体を動かすことをすすめる。特に夜間の間食に注意。薬の変更も考慮する

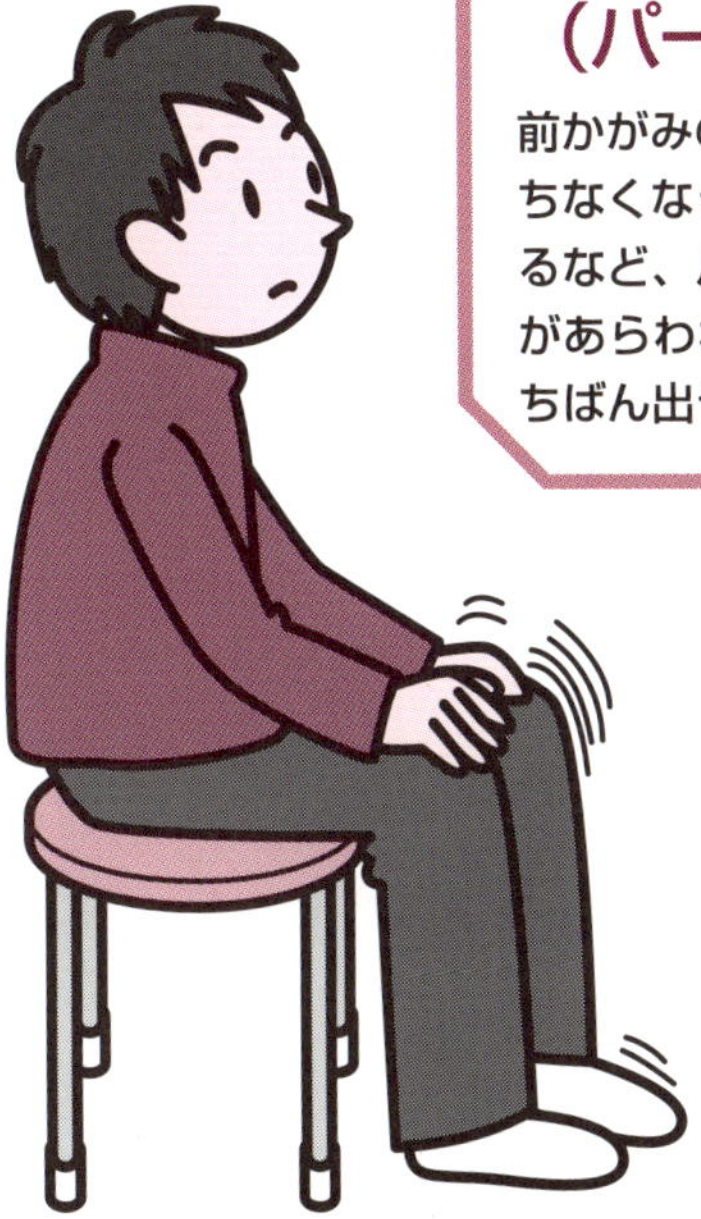
足のむずむず感、そわそわ感は薬の副作用

手がふるえる（パーキンソニズム）

前かがみの姿勢になって動きがぎこちなくなったり、手がふるえたりするなど、パーキンソン病に似た症状があらわれる。服薬後4〜10週がいちばん出やすい

体の一部が勝手に動く（ジストニア）

勝手に黒目が上のほうを向いたままになってしまったり、舌を突き出してしまったり、急に首がねじれて反対側に向きづらくなってしまったりする。服薬後、数時間から数日の間にあらわれやすい

むずむずする（アカシジア）

「じっとしていられない」「足がむずむずする」などと感じ、歩き回ったり、貧乏ゆすりをしたりする。横になっていても、むずむず感がとれない。不安や焦りが強いときにあらわれやすい

いずれも薬が運動を司る神経にも影響するために起こる症状。とくに第1世代抗精神病薬で出やすいが、第2世代抗精神病薬で生じることも。薬の量を減らす、別の薬に替える、副作用を軽減させる薬（抗パーキンソン薬）を使うなどの方法で対応する

注意したい副作用 悪性症候群

抗精神病薬に伴うもっとも危険な副作用は、悪性症候群です。

薬を大量に投与したあと、体がガチガチにこわばって四〇度以上もの高熱を出し、意識障害を起こすもので、解熱剤を使っても熱が下がりません。意識障害のために、飲むことも食べることもできず、腎臓や肝臓の障害を引き起こし、ときには命にかかわることもあります。

悪性症候群が生じやすいのは、興奮や緊張が激しく体の消耗が著しいときや、水分がうまくとれずに脱水気味のときに、注射などで大量の薬を投与した場合。つまり、興奮が激しい状態で入院し、大量の薬を投与してもおさまらず、飲まず食わずの状態が続いているなどという状況が危ないのです。

自宅療養中にこのような事態に陥ることはまずありませんが、危険な徴候がみられたら、すぐに救急車を呼びましょう。点滴をおこなうなど、緊急の対応が必要です。

風邪などで三八度以上の発熱があるときも、服薬について医師に相談しましょう。

心理社会的治療

生きやすくなる「考え方」を身につける

病気と上手につきあいながら生活していくためのヒントや、ストレスに対応していくコツは、本人だけでなく家族もいっしょに身につけたいもの。その方法はいろいろあります。

できないことでなく できることに注目する

統合失調症の治療が続くなか、「まだ、これしかできない」と患者さんの状態について悲観したり、「自分はなんの役にも立てない」と無力感にとらわれたりすることもあるかもしれません。

けれど、たとえわずかな変化にみえても、回復に向けた変化であれば、それは大きな歩みです。

家族は患者さんの大きな支えです。できないことではなく、できることを認めたいもの。小さな変化でも、「こんなことができるようになったね」とおおいに喜びあいましょう。そうした姿勢をもつことで、患者さん本人も家族も、生きやすさが増していくでしょう。

医療機関での心理社会的治療

統合失調症の治療は、薬物療法だけでなく、心理社会的治療もあわせておこなっていきます。

心理教育／家族心理教育

患者さんのケアをしていくうえで、家族は重要な役割をもちます。患者さん本人とともに、あるいは家族だけで講義を受け、病気に対して正しい知識を身につけるとともに、起こりやすい症状や問題行動にどう対応していけばよいのかを学んでいきます。

病院での講義のほか、家族や患者の会などで会合をもっているところもある

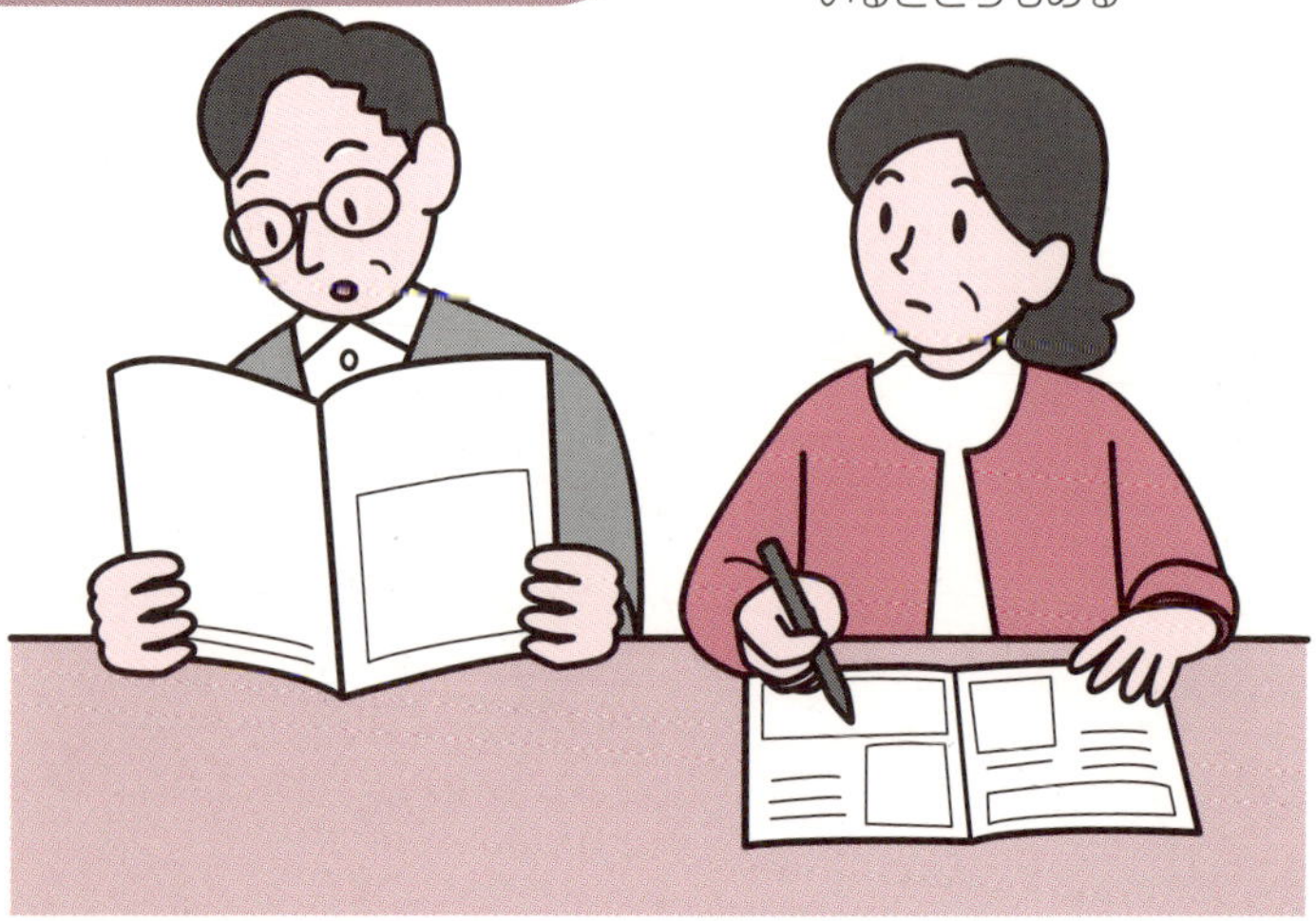

左のラインではなく右
のラインになるように

考え方を変える

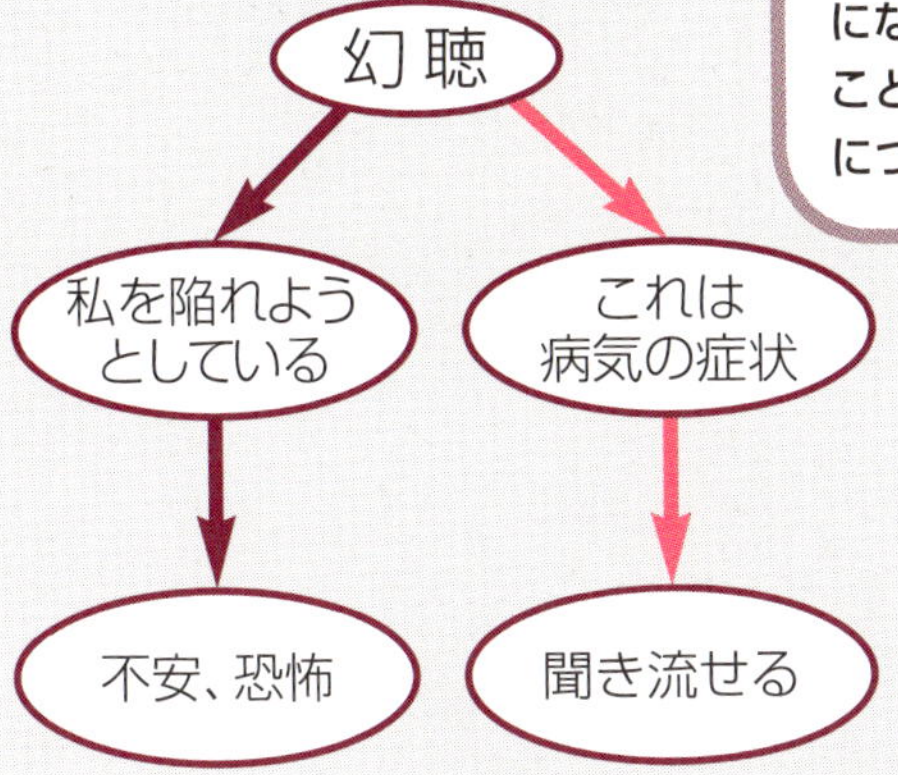
幻 聴
私を陥れよう
としている
これは
病気の症状
不安、恐怖
聞き流せる

(Birchwoodによる)

信念（思い込み）に挑戦

●信念のもとになっている証拠を調べるとともに、信念に反する証拠をみつけ、本人に矛盾に気づかせる
●幻聴をコントロールできるか実験したり、幻聴の予言があたるか検証したりする

(原田誠一による)

幻聴のしくみと対策を考える

●幻聴は自分自身の考えであり、不安、孤立、過労、不眠が重なるとだれにでも起こりうること、幻聴が妄想のもとになる場合があること、幻聴は薬物療法などで抑えられることをくり返し伝える
●本人の実感を分析しながら、幻聴を客観的にとらえられるように検討していく

認知行動療法

ある出来事をどう解釈するかで、感情や行動は変化するし、どう対処するかで、ものの見方も変わるというのが認知行動療法の基本的な考え方。妄想のきっかけになる出来事や幻聴のとらえ方を変えることで、症状と上手くつきあうコツを身につけます。

ポイント
（治療者からみて）

①患者さんに合った治療
②治療者との良好な関係
③患者さんの苦痛を和らげることが第１目標
④常に共感を示す
⑤安心できる環境
⑥治療者のやり方をおしつけない
⑦治療のターゲットは気持ちのあり方におく

無理に変えようとするのではなく、患者さんの考えを受け止めながら対応していく
(Garetyによる)

生活技能訓練（SST）

円滑な生活を送るために必要な工夫、とりわけ、どうすれば人と上手にコミュニケーションをはかれるか、幻聴がつらいときはどのように対処するとよいか、などをグループで学びます。リハビリテーションのひとつです（P84参照）。

受診

最初にかかるのは小児科か精神科か

統合失調症は精神科で治療していく病気です。けれど、子ども専門の精神科である児童精神科は数が少ないのが現実。とりあえずは、身近な小児科で相談してもよいでしょう。

病識がないとき

病気という認識はなくても、たいていの場合、本人もふだんとは違う状態だと自覚しています。

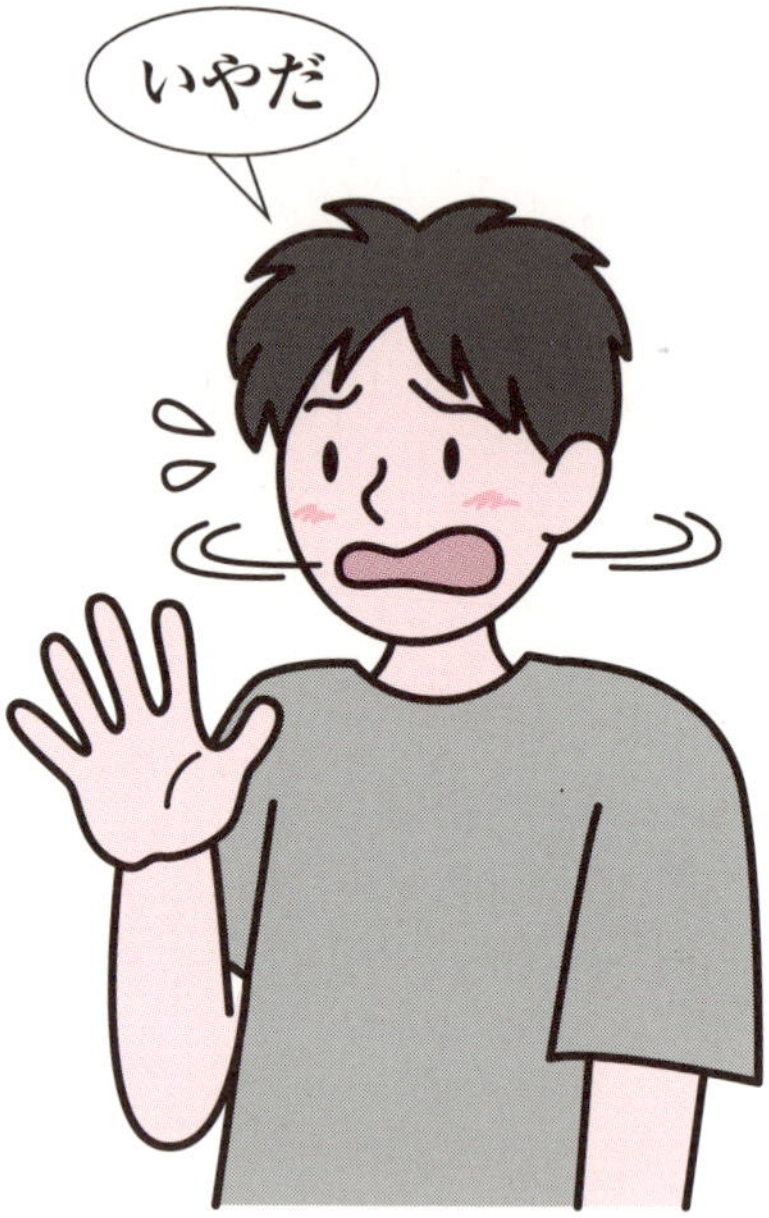

拒否の背景には不安がある

受診をいやがる

「自分は病気ではない。まわりが自分を病人にしようとしている」などという思い込みや、極度の不安におびえ、なにをされるかわからないという恐怖感がある

↓

説得して連れていく

治療しないまま放置しておく時間が長ければ長いほど、回復も遅れる。本人が「病院には行きたくない」と言っていても、治療が必要なことを話し、受診させる

○ プラス面を強調する

本人がかかえている不安や恐怖に焦点を合わせ、「治療すれば楽になれる」と、プラス面を強調して率直に話す。「こころから心配している」という気持ちを伝えることも大切

× だまして連れていく

なんの説明もなく連れていくと、本人が家族や病院に対して不信感をもつようになり、治療が進めにくい

いつもとようすが違う

小児クリニック、小児科

幻覚・妄想がある

こころのクリニック

外来診療が中心の精神科。入院施設はないか、あってもわずか。交通の便のよいところにあることが多く、気軽に受診しやすい。デイケア＊をおこなっているところもある

総合病院の精神科

さまざまな診療科がそろっており、身体的な疾患の有無をチェックしやすい。入院できるかどうかは施設によってまちまち。外来だけの場合もある。小・中学生の場合は、できれば児童精神科を受診する

精神科病院

精神科のみの病院。入院治療可能な体制がととのっており、重症の患者さんにも対応できる。社会復帰を目指すためのリハビリテーションプログラムも充実しているところが多い。児童思春期専門の病棟をもっているところは、極めて少ない

受診する科

統合失調症の治療は精神科でおこないますが、まずは小児科を受診してもかまいません。統合失調症の疑いが強ければ、精神科に紹介されます。

本人のつらさに注目する

子どものようすを心配しながらも、本人が病院に行きたがらないと、受診を先延ばしにしてしまうことが少なくありません。

けれど、「病院なんか行かない」と言っていても、本人は不安や恐怖に苦しんでいます。原因はなんであれ、つらさを軽減するには専門家の助けが必要です。

精神科の敷居が高ければ、かかりつけの小児科医でもかまいません。必要があれば、そこから適切な医療機関を紹介してもらえます。家族だけでかかえこまず、相談してみることが先決です。

考慮するポイント

- 専門のジャンル
- アクセスのしやすさ
- 入院する可能性の有無
- 医師やスタッフとの相性
- 居ごこちのよさ（安心感がもてるか）

＊デイケアとは　グループ活動や遊びを通じて患者さんの活動性を維持する、日中の居場所（P84参照）

入院

生命の危険性があるときには入院も

統合失調症の治療は、必ずしも入院が必要なわけではありません。けれど、急性期には、たとえ本人は望まなくても入院させたほうがよい状態になることもあります。

入院を検討する

家庭で穏やかに過ごすことがむずかしい場合には、入院での治療を考えます。

検討するポイント

- 本人とコミュニケーションがとれない
- 家族が疲労こんぱいしている
- 家が落ち着ける環境ではない
- 自殺の危険性がある

↓

本人も了解のうえ入院（任意入院）

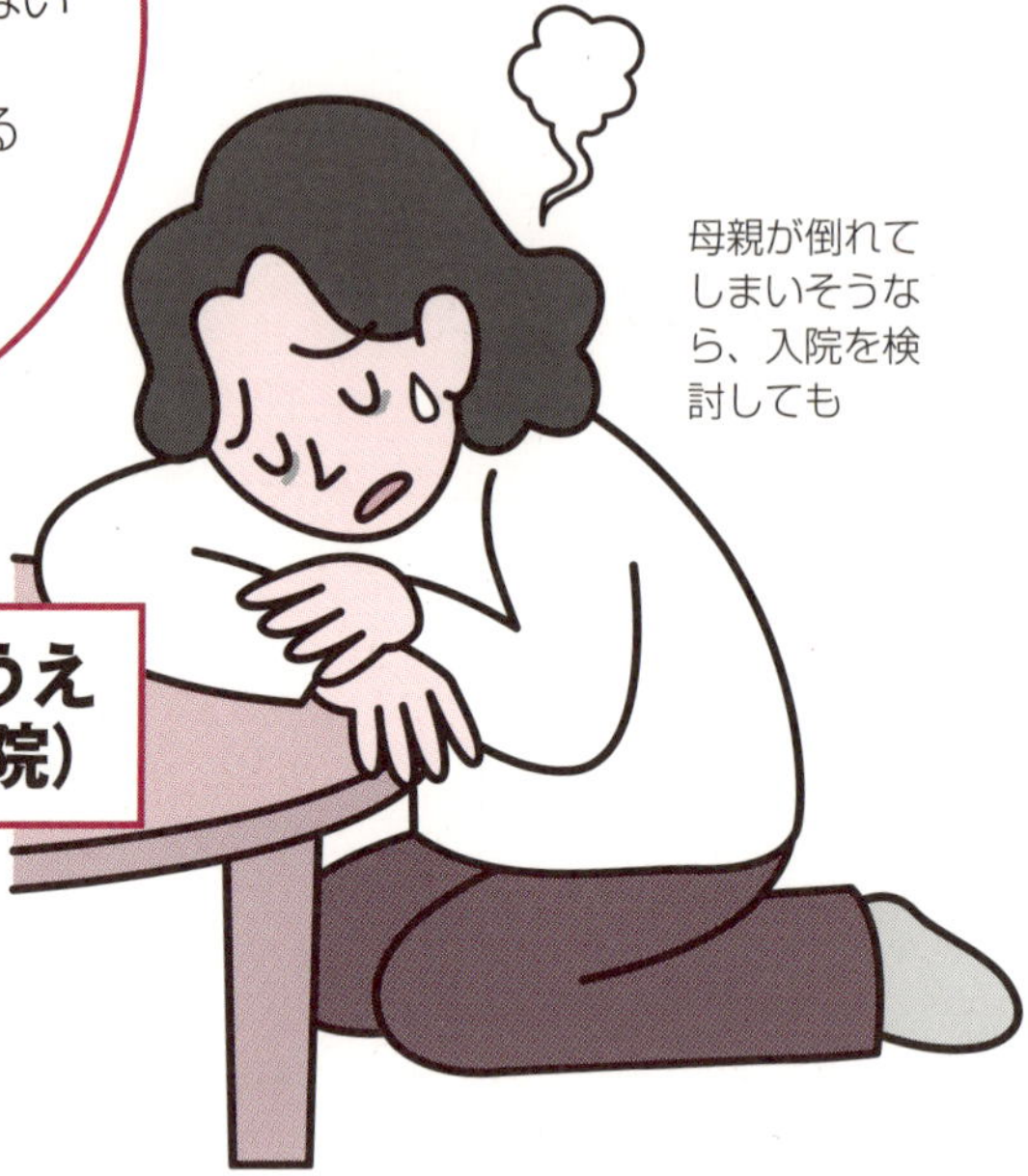

母親が倒れてしまいそうなら、入院を検討しても

非自発的入院の場合

入院のタイプ

【医療保護入院】

精神疾患が悪化して本人の混乱がひどい場合、精神保健指定医の資格をもつ医師が入院の必要性を判断すれば、保護者の同意のもと、本人の同意がなくても入院させることができる制度

【措置入院】

精神疾患のために、自分を傷つけたり、他人に危害を加えたりするおそれが強い場合、2名以上の精神保健指定医の診断があれば、本人や保護者の同意がなくても、都道府県知事の権限で入院させる制度

入院をいやがる

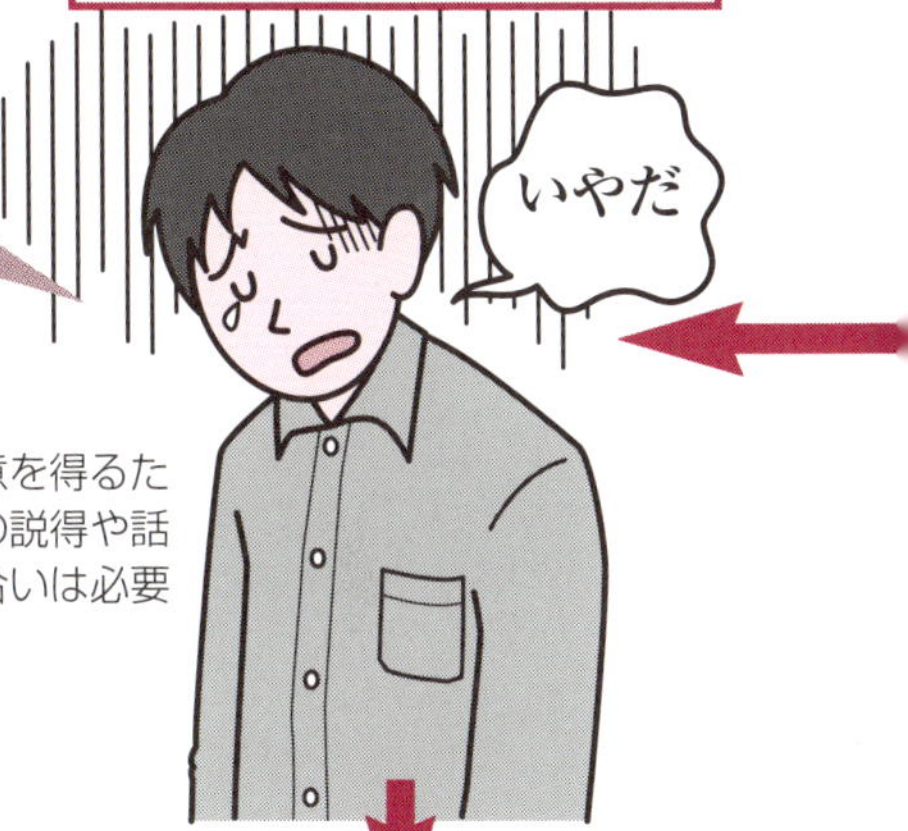

同意を得るための説得や話し合いは必要

いやがる理由

- まわりの人が信じられず、なにをされるのかわからない、家族に見捨てられるのでは、と不安でたまらない
- 以前に入院していやな思いをした
- 精神科、精神科病院への入院に挫折感、屈辱感を覚えている

入院の必要性を説得する

説得のしかた

「病院のほうがよく眠れる」「しっかり休んで立て直しをはかろう」などと、入院で得られるメリットを伝える。入院期間の目安や、どんなところかも説明する

本人の同意がなくても入院させることができる

やや強制的に入院させることがある

統合失調症による混乱がひどいとき、本人はたいてい入院をいやがります。けれど、混乱がひどい時期こそ、家族だけで対応するのはむずかしいもの。本人の了解を求めるのが原則ですが、未成年の場合、医療保護入院という形で、医師の判断と保護者の同意を根拠に入院させることになります。

家族としては、いやがる子どもを入院させることにためらうかもしれません。しかし、治療環境をととのえることは、本人にとっても、家族にとっても有意義です。

病状が落ち着けば、本人も「入院してよかった」と感じるようになります。十分に説明をつくし、入院後もよいコミュニケーションがとれれば、あとあとまで「無理に入院させた」などと家族を恨むこともないでしょう。

入院に際して、家族の留意点

本人がいやがっているときは、家族だけでも通院先の医師に相談しておきましょう。ベッドが空かず、すぐに入院できないという場合は、地域の保健所や精神保健福祉センターなどに相談してみるのもよいでしょう。

本人の同意、了解がないまま入院ということになった場合、「入院には大きな意味がある」「これですべてが終わるわけではないから、安心してよい」ということを伝えていきましょう。そのためにも、家族の目からみても安心できる病院を選ぶことが大切です。

COLUMN

開発が進み使いやすくなった抗精神病薬

効果アップ 副作用ダウン

従来からある第一世代抗精神病薬は、陽性症状には効果的ですが、陰性症状／認知障害に対しては、多くの場合、効果がみとめられず、また副作用が多いなど、使いにくさもありました。

その後、新しく登場した第二世代抗精神病薬は、陽性症状だけでなく陰性症状／認知障害にも効果があるため、一つの薬で統合失調症の基本症状をすべてカバーできます。飲みつづけていくことができれば、再発予防の効果も高く、副作用も軽めです。

ただし、体重増加をまねきやすく、年頃の患者さんにとってはそれが悩みの種になることもあります。糖尿病の人には禁忌か慎重投与です。従来型の薬とあわせて、患者さんに合った薬を使います。

新しい薬 クロザピンが登場

クロザピンという第二世代抗精神病薬が使用されはじめました。クロザピンは、確かに今までの抗精神病薬が効かないケースに有効なことがあります。しかし、無《む》顆《か》粒球症《りゅうきゅうしょう》（血中の顆粒球が減少し免疫力が低下する）などの重篤な副作用があるため、使用は慎重にしなくてはなりません。現在では、クロザピン導入時に一八週間の入院をすることが定められています。

※

第1世代と第2世代の比較

特徴		比較結果
有効性	陽性症状	同じか第2世代抗精神病薬のほうがよい
	陰性症状	第2世代抗精神病薬のほうが優れる
	再発防止	同じ。飲みやすさでは副作用の少ない第2世代抗精神病薬のほうがやや上か
副作用	急性ジストニア、パーキンソニズム、アカシジア	第2世代抗精神病薬のほうがはるかに軽い
	無月経	第2世代抗精神病薬のほうがはるかに軽い
	体重増加	第2世代抗精神病薬のほうに問題があり、かなり生じさせる

※Weiden P.J.et al.：Breakthroughs in Antipsychotic Medications：A Guide for Consumers, Families, Clinicians. National Alliance for Mentally Ill. 1999より一部省略

5

家族、学校、医療が連携して本人を支える

病気のために学校を休まなくてはなりませんが、
子どもにとって、学校は大きな位置をしめています。
たとえ入院していても、教育が受けられるよう、
三者で情報を共有し、連携していく必要があります。

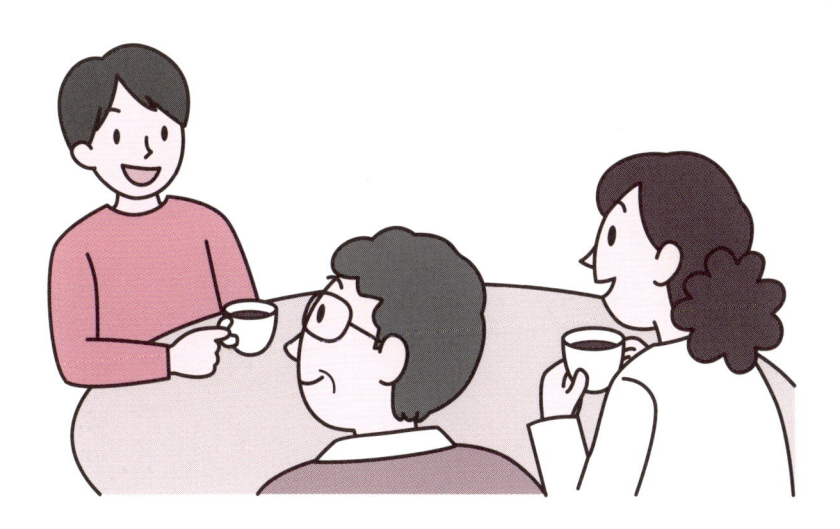

予防

「学校を休みたい」段階から手をうっておく

発病前に適切なかかわり方をしても、統合失調症の発病を防止できる段階にはまだ至っていないようです。しかし、発病後、スムーズな回復につなげるには、早めの対応が役立ちます。

対応の有無

はっきり統合失調症とわかる前の段階から、いかに適切な対応をとれるかで、その後の回復に違いが生じる可能性があります。

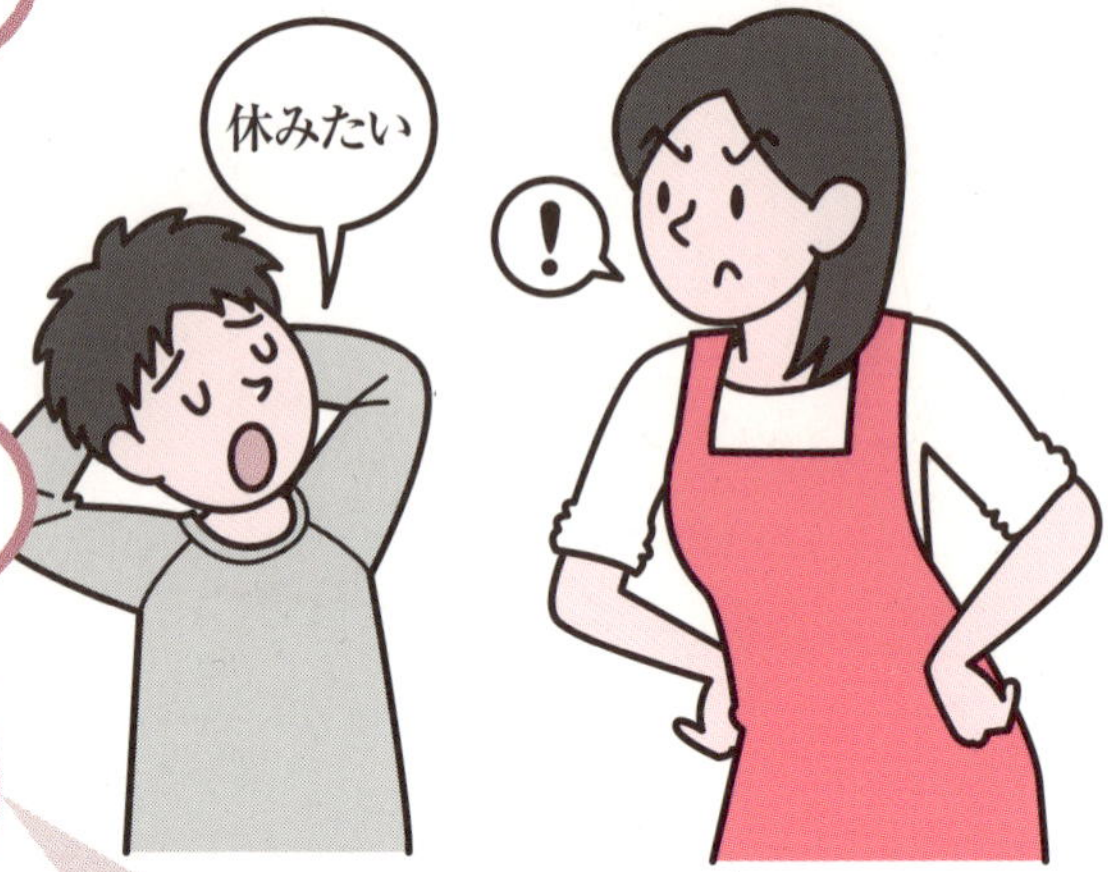

単になまけたいだけだろうとみてしまうと

子どものようすに心配なところがある

↓

見ないふり、気づかないふりで、放っておく

↓

幻覚・妄想があらわれる

↓

統合失調症と診断される

↓

対応が遅れ、治療も遅れる

症状を否定する

わが子がこころの病気だなどと思いたくない。一時的なものだと親自身が信じたい

本人自身も、周囲に対して拒否的になってしまう。「つらさ」を周囲に伝えられない

ショックを受ける

見過ごしがたい状態になってから医療機関へ。正しい知識がないまま病名を告げられて驚き、すぐにはどうしていいかわからない

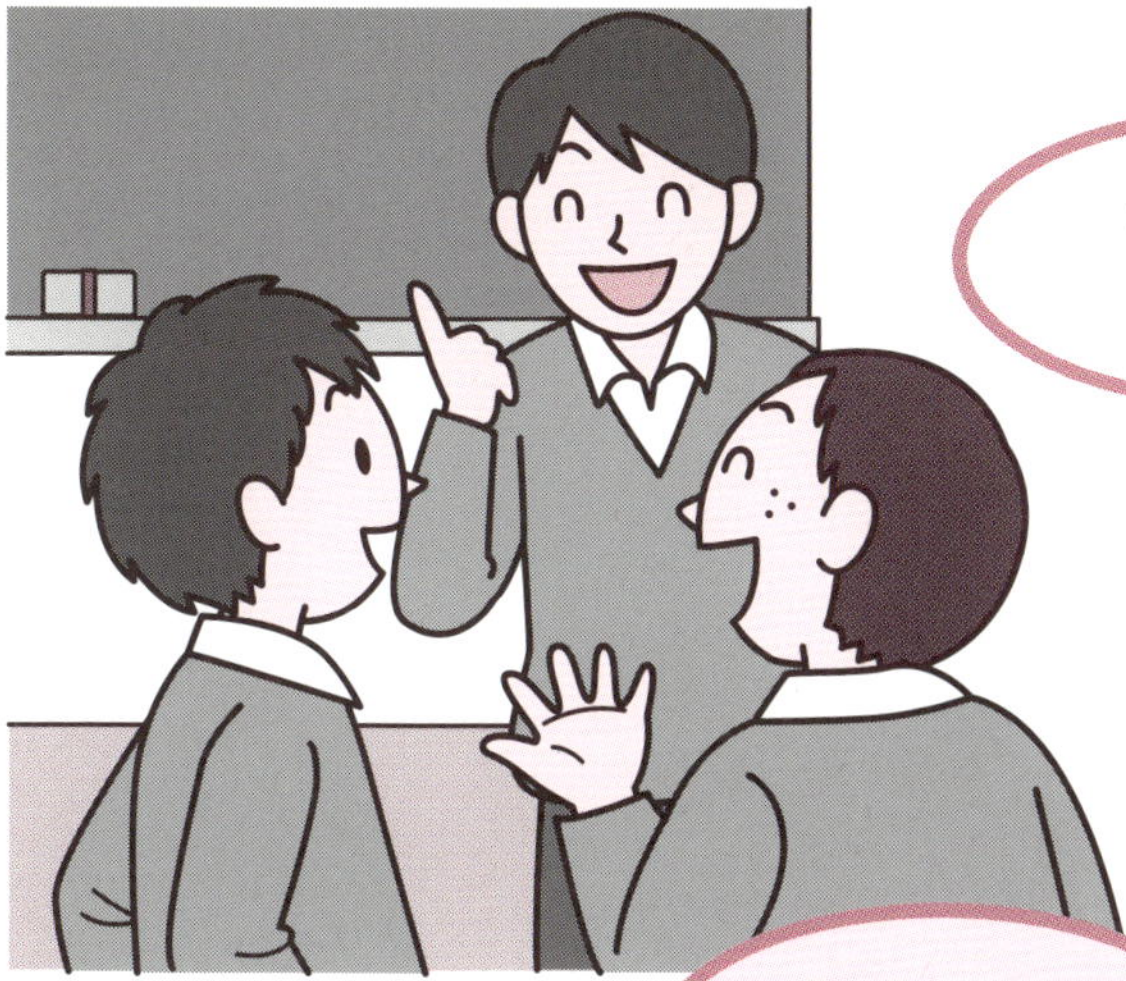

対応する

病気ではなかった

気がかりな点がある子は、原因がなんであれ適切な対応が必要。早めの対応で子どもが落ち着けば、ひと安心

発病前は本人も違和感や不安感が強いので対応が必要

幻覚・妄想があらわれる

統合失調症でなくても、対応するのは子どもにとって悪いことではない

早期に治療をスタートできる

本人が困ったと言える

子ども自身が「困った」「つらい」と助けを求められる。すぐに医療機関につなげられ、次のステップに進みやすい

できることをしておく

時間をとり、子どもの話をじっくり聞く。悩みがある場合には、解決法をいっしょに考える。子どもが、「自分の状態」は「努力不足」などではなく、神経の疲れからくるもので、治療もできることを知る機会をもつ。
学校と相談しながら子どもが過ごしやすい環境をととのえていく。不具合の程度によっては、医療機関にかかりアドバイスを受けておくとよい

予防はできないがすばやく対応できる

統合失調症の発病を予防できるかというと、それはむずかしいのが現状です。とはいえ、統合失調症かどうか心配する前に、気がかりな点についてはきちんと対応していきたいものです。

「こういう子がいる」と医師に知っておいてもらうことも、すばやく治療につなげるために、おおいに意味のあることです。

前駆的な時期が数年にわたることも

子どもの場合、統合失調症が発病するまでの前駆的な時期が数年にわたるのではないかと考えられます。あるいはもともと発達障害の特性があり、中高生になって適応障害が生じてきた場合も考えられます。

その間、なんらかのケアを始めるのはよいことです。必要なのは、少量の薬物療法と、生活の場での対人関係の調整や勉強、スポーツ、学習のサポートの工夫です。

今後の見通し

進学、就職、結婚をするために

統合失調症は再発をくり返すことが多い病気です。けれど、病気をコントロールしていくことはできます。進学、就職、結婚もして、自立した生活を送っている人は大勢います。

発症5年後の状況

半数近くの患者さんは自立した生活を送っています。周囲の助けがあれば、もっと多くの患者さんが普通の社会生活を営めます。

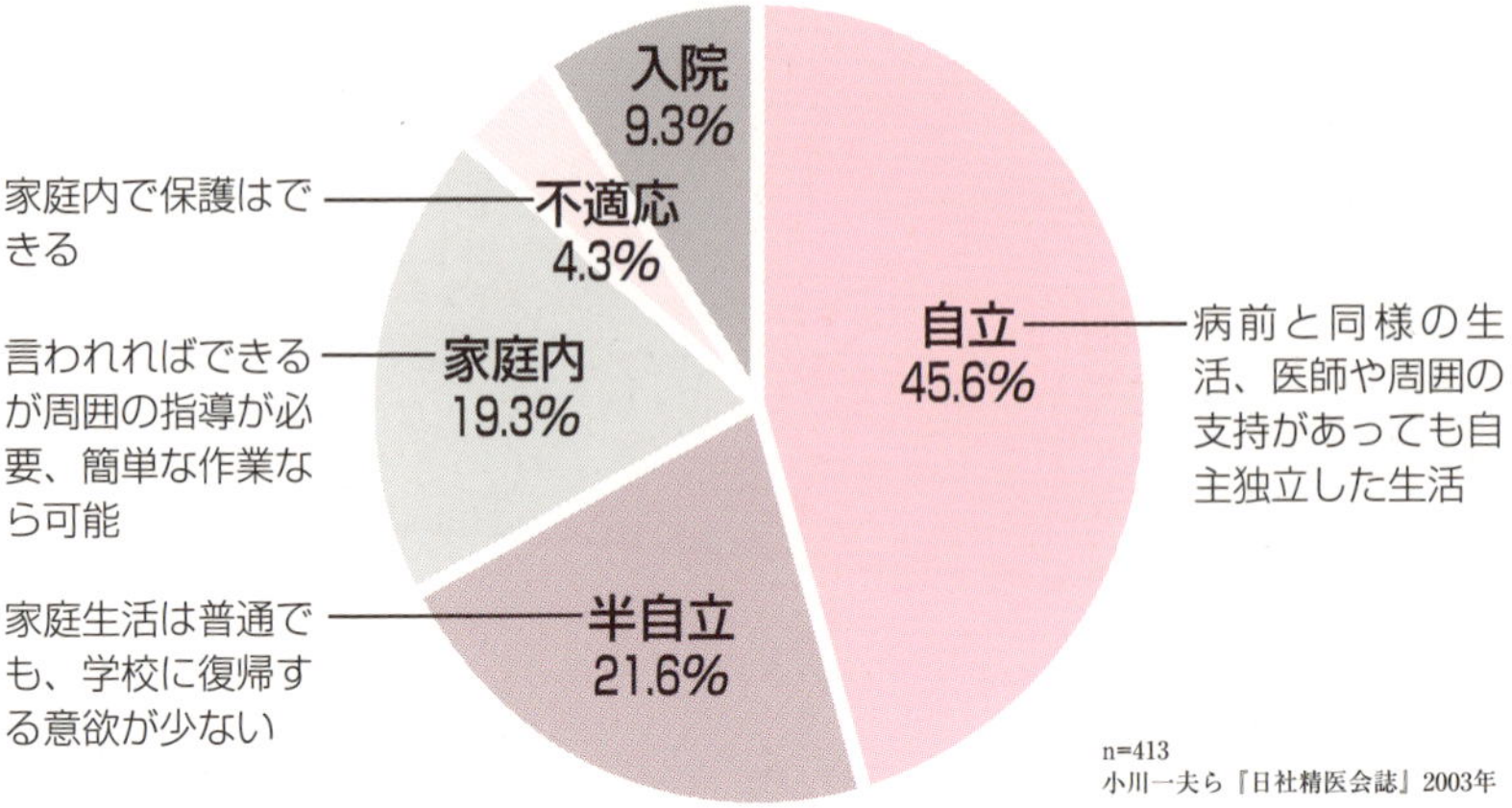

入院
9.3%
家庭内で保護はできる
不適応
4.3%
言われればできるが周囲の指導が必要、簡単な作業なら可能
家庭内
19.3%
自立
45.6%
病前と同様の生活、医師や周囲の支持があっても自主独立した生活
家庭生活は普通でも、学校に復帰する意欲が少ない
半自立
21.6%

n=413
小川一夫ら『日社精医会誌』2003年

今後の適応に影響すること

回復後も、エネルギーが低下した状態や神経の過敏さが残りがち。そうしたハンディがあっても、心地よい居場所と家族との良好な関係があれば、社会に適応しやすくなります。

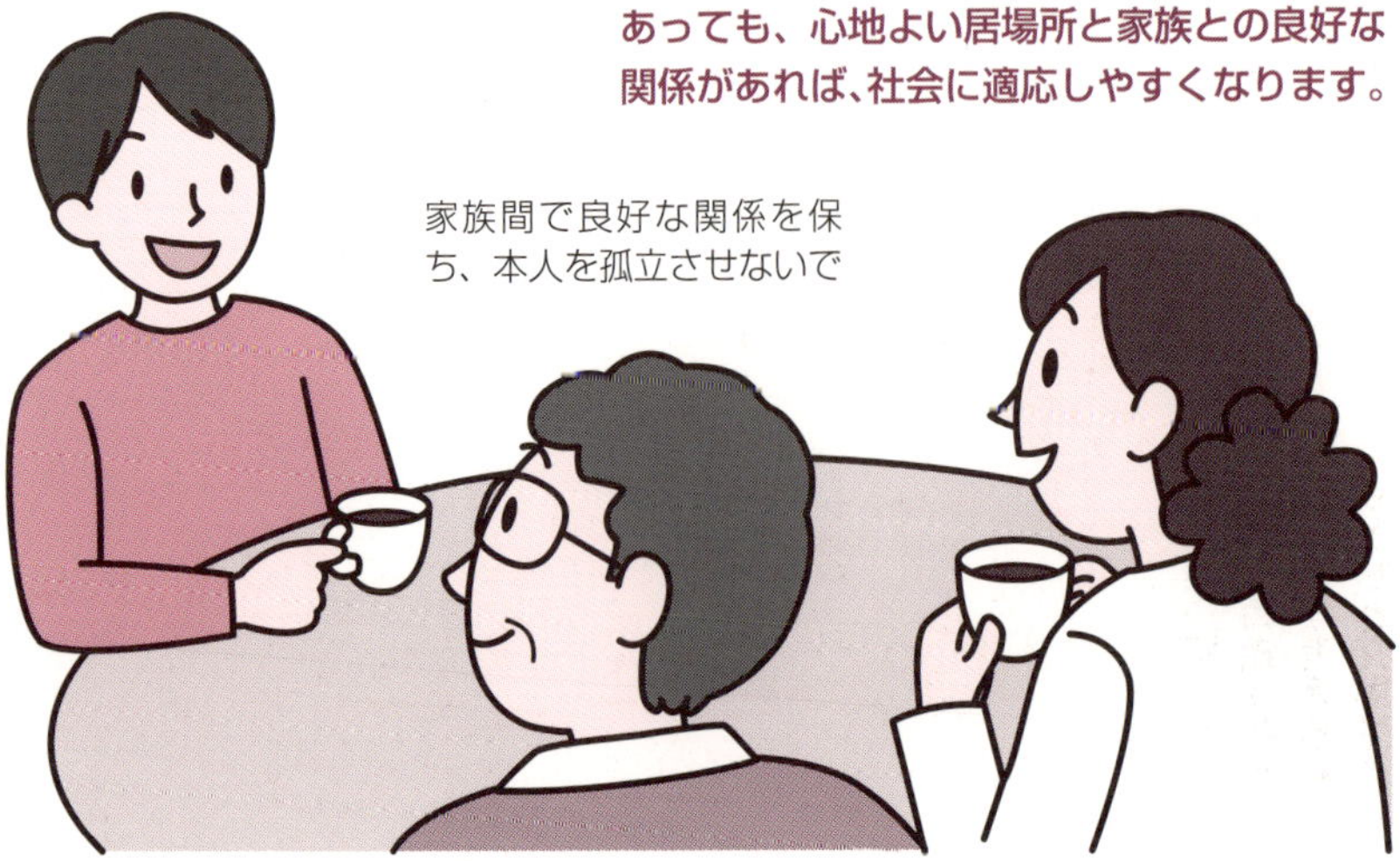

家族間で良好な関係を保ち、本人を孤立させないで

自己コントロールができるようにする

統合失調症は症状の特徴からして慢性の病気であり、その経過のなかで、患者さんのおよそ八割は、再発を経験しています。しかし、ぜんそくや糖尿病など慢性的な病気はいくらでもあります。統合失調症が特別というわけではありません。うまくコントロールして再発を防いだり、再発を軽くすませたりすることは可能です。

再発の危険性を減らすために、継続的に薬を使います。ストレスをうまくやりすごすために生活スキルを身につけることも、再発防止に結びつきます。

異変を感じたらすぐにサポートにあたっている専門家に相談できるなど、子ども自身が自己コントロールできる力をつけていくことが、将来につながります。

恋愛・結婚相手に病気を伝えるか

病気のことを伝えたほうがよいのか、それとも伝えないままでよいのか、正解はありません。親しい相手だからこそ、病気のことを知っておいてもらえば安心ですが、親しいからといって、なんでもすべてを話しておかなければならないということもありません。ただし、服薬はずっと続けていくことになります。理由を知らせるかどうかは別にして、恋人や結婚相手にも「この薬は絶対に飲まなければならないもの」と理解しておいてもらうことは大切です。

薬や専門家のサポートを受けながら

統合失調症の患者さんは、治療や対処をおこないながら、学校生活や就職など、人生のできごとを経験していく人が大半です。

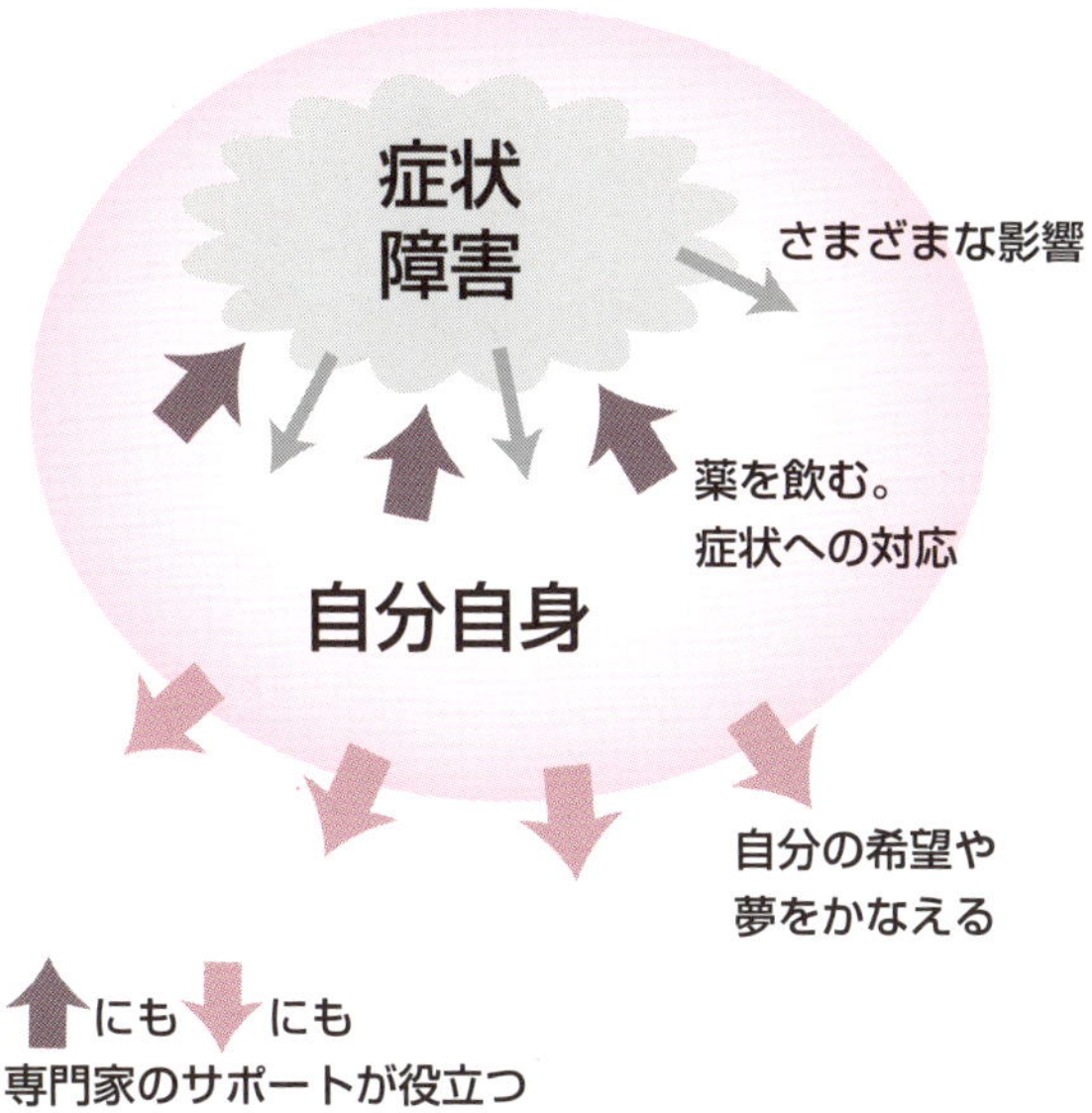
症状
障害
さまざまな影響
薬を飲む。
症状への対応
自分自身
自分の希望や
夢をかなえる
にも
にも
専門家のサポートが役立つ

注意が必要なこと

ストレスのあるなかでチャレンジするためには、サポートが必要です。サポートがあれば再発を防ぐことが可能です。ハイリスクにはハイサポートを。

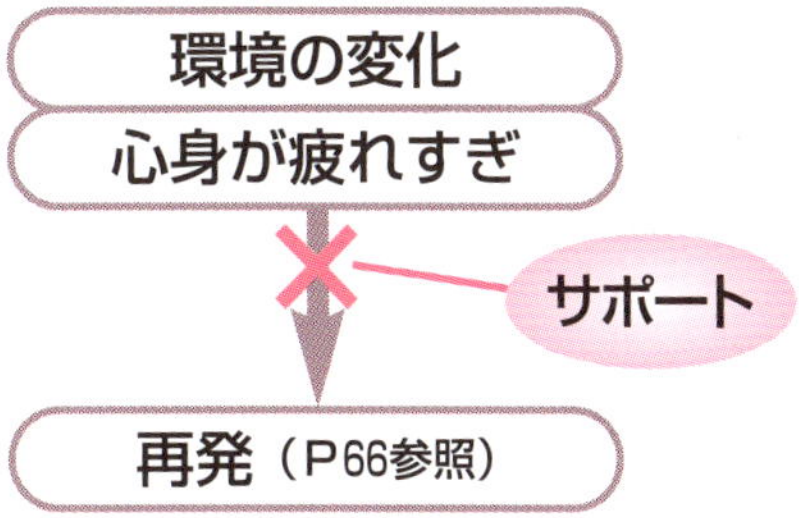
環境の変化
心身が疲れすぎ
サポート
再発（P66参照）

リハビリテーション①

じょじょに活動範囲を広げていく

いきいきとした生活を送れるようにするためのリハビリテーションは、希望に向かってこつこつと続けていくことが重要です。ゆっくり休んで十分に回復してから、少しずつ活動を開始します。

無理をしないように

病気になる前の状態に早く戻りたいと焦ると、つまずいてしまうことも。無理はしない、させない心がけで。

リハビリテーションの位置付け

①生活能力・社会適応能力の改善
②注意・集中力の改善
③落ち込み・無為自閉の予防
④再発の予防

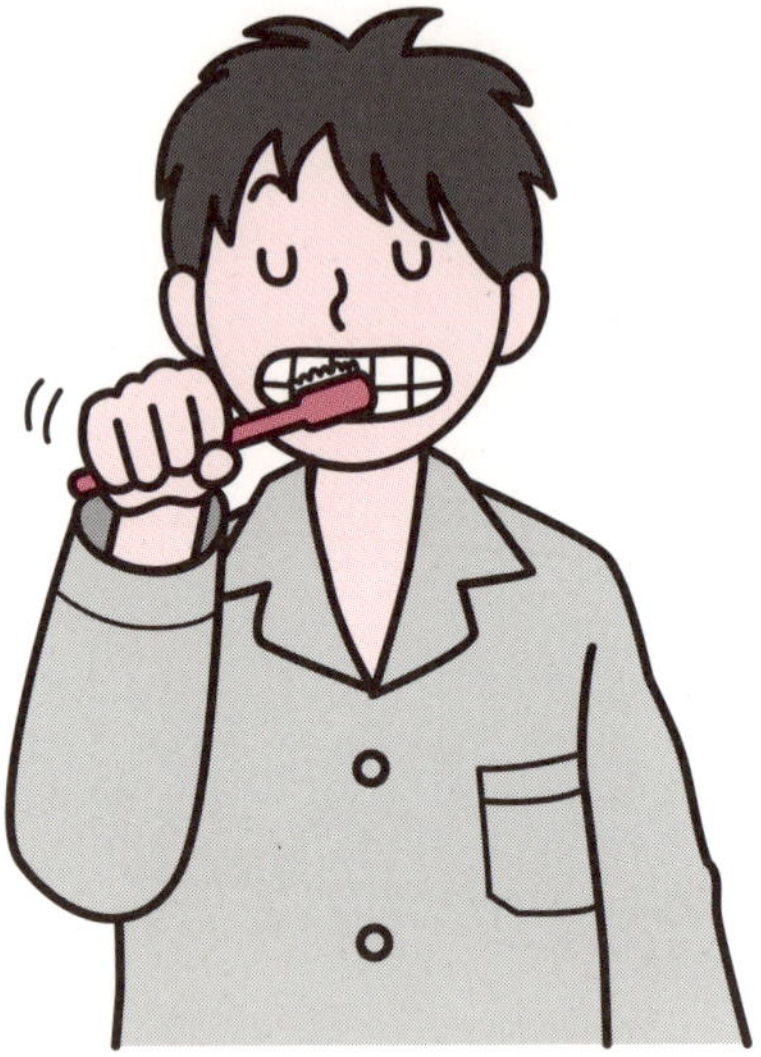

歯磨き、身じたく、入浴などの衛生保持は本人にやらせる

好きなことをしてみる

調子が戻ってきたとはいえ、今までできなかったことに取り組むのはたいへんなエネルギーが要ります。自分の好きな遊びができるようになれば大きな進歩です。一人遊びが楽しめるようになれば、関心がじょじょに外側に広がり、できることが増えていきます。

体力の回復

まずはゆっくり休み、心身の回復につとめます。心身のダメージがいやされ、余力が出てきたら、そろそろリハビリテーションを始められます。よく眠れる、気持ちに少しゆとりが出てきている、音に対する敏感さがない、などといったようすがみられれば大丈夫。

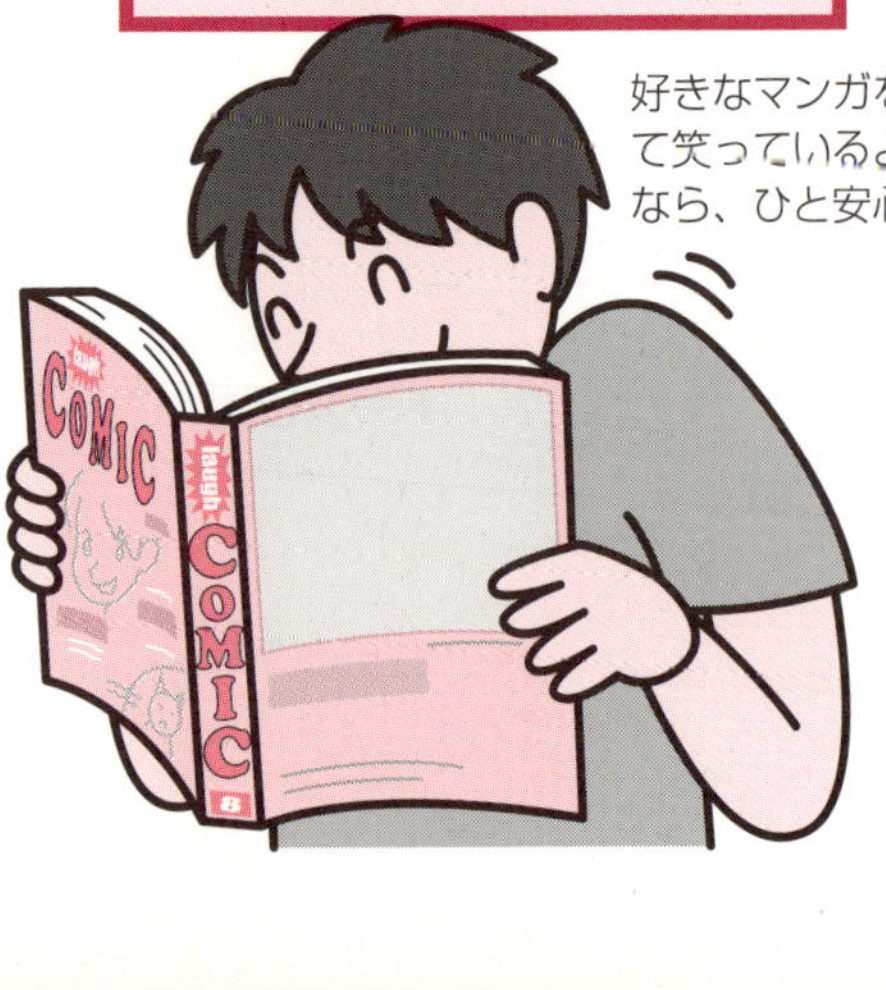

好きなマンガをみて笑っているようなら、ひと安心

できることから少しずつ始める

リハビリテーションとは「全人的復権」と訳されます。病気をかかえていても、その人の能力や技能をいかし、あたりまえの生活ができるようになるためのとりくみを、このようによぶのです。

統合失調症のリハビリテーションは、発病したことで大きく変わった生活を少しずつ立て直し、本人のもつ力を伸ばし、いきいきと暮らせる工夫をしていくことといえます。

十分に休んで気持ちにゆとりが生まれてきたら、活動の幅を広げていけるようにサポートしていきましょう。ただし、焦りは禁物です。できることから少しずつ始めることが、無理なくリハビリを進めるポイントです。

対人関係を広げる

保健室登校、適応指導教室などを利用し、生活技能訓練（SST）的な取り組みをしながら、じょじょに対人関係を広げていきます。人とのかかわりは、思っている以上に気疲れと緊張を招きます。一度に関係を広げようとせず、体を慣らしていくことが先決です。

仲間をつくる

外への関心が広がると「こうしてはいられない」という焦りも生じやすくなります。ゆとりを失ったまま、あれこれ挑戦し、つまずいてしまうことも。まずは安心して過ごせる居場所と仲間づくりを心がけます。教育機関の利用も一法です。

ハンディをふまえておく

病気の影響で、患者さんには以下のようなハンディがみられます。

①自発性・自主性の低下：自分で「こうしよう」と考えて行動するのは大きなエネルギーがいる。相当の余裕がないとできない

②問題解決能力の弱まり：予期せぬ事態に対し、適切な対応がとりにくい

③自信や安心感をもちにくい：緊張が強く新しいことへの挑戦をためらったり、逆にがんばりすぎて疲れ果ててしまったりしがち

④疲れやすい：元気そうでも、神経は過敏になりやすく、消耗しやすい

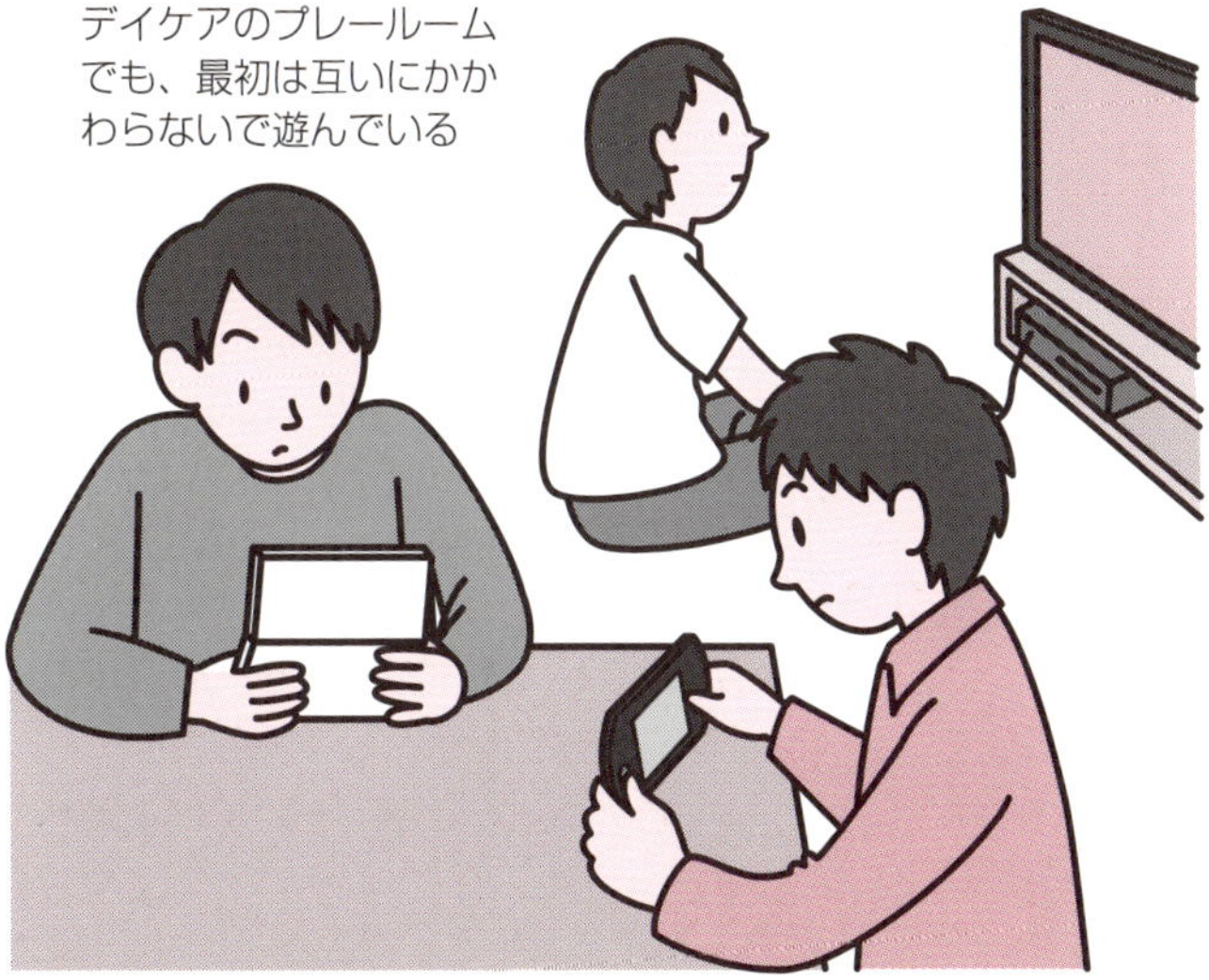

デイケアのプレールームでも、最初は互いにかかわらないで遊んでいる

リハビリテーション②

生活しやすくなるスキルを身につける

リハビリテーションの方法のひとつに、生活技能訓練（SST）というやり方があります。病気によるハンディをかかえる患者さんに、生活しやすくなるコツを学んでもらう方法です。

病院でおこなう生活技能訓練

ふるまい方ひとつで、対人関係が円滑になったり、苦手な場面をうまく回避したりできるもの。そのような生活上のスキルを身につけていくリハビリテーションの方法を、生活技能訓練（ＳＳＴ：ソーシャル・スキル・トレーニング）といいます。

ＳＳＴは、病院や精神保健福祉センターなどで開かれているデイケアのプログラムのひとつとしてもおこなわれています。

ただ、通常のデイケアは大人が多くてなじめない、人が多くて圧倒されてしまうなどということなら、無理に通う必要はありません。在学校の保健室や適応指導教室に通うことじたいが、デイケアやＳＳＴに通じるので、それでも十分です。

デイケアの目標

デイケアはリハビリテーションを進める場のひとつ。病院や精神科のクリニックなどで開かれています。

居場所づくり
自宅以外に安心して過ごせる居場所のひとつとして利用

▼

生活リズムをつくる
週に数日、デイケアに通うことで生活にメリハリがつく

▼

自立した生活
デイケアのプログラムをこなし、生活技術を向上させる

薬について学ぶプログラムもある

自己コントロールをはかり、安定した状態を保つために、服薬は欠かせない手段のひとつです。デイケアでは薬について学ぶプログラムも用意されているのが一般的です。

まずは、抗精神病薬についての正しい知識と、正しい服薬法について学びます。起こるかもしれない副作用とその対処法、薬についての心配なことがある場合の相談方法なども学習していきます。

たんなる講義形式の学習ではなく、ロールプレイを取り入れて、参加者が質問に答える役割を演じて知識を深めていったり、薬について主治医に尋ねる際の質問のしかたを考え、練習したりするなど、学び方も工夫されています。

5つのコツ

生活技能訓練をおこなう際のポイントを知っておくと、実際に生活のなかでも役立つことがたくさんあります。

型から入る

「こんな場面では、こうふるまう」という型を覚え、それを練習してマスターする。たとえば、「知っている人に会ったらあいさつをする」なら、「視線を合わせる」「笑顔ではっきり言葉をかける」「軽く会釈する」という行動のパターンを身につける

目標は小さく

「自立する」というような大きな目標ではなく、なるべく具体的で、小さな目標を立てる。「友だちをゲームに誘ってみる」「調子が悪いから手伝えないと母親に伝える」など、ちょっとがんばればできそうなことにひとつずつ挑戦する

「やめる」ではなく「始める」

たとえば「朝寝坊はやめる」ではなく、「6時半に起きてテレビのニュース番組をみる」とするなど、目標は前向きに、これから始めることを設定する

ほめて育てる

だれでもほめられれば、「もっとがんばろう」という力がわいてくるもの。目標が十分に達成されていなくても、よかった面をとりあげて、「ここがすごくよかった」とほめるくせをつけていくと、本人も家族も明るい気持ちでいられる

体を動かし声を出す

目標を立てたら、実際にやってみる。たとえば「はっきりした声であいさつをする」という目標なら、お手本役にやり方をみせてもらい、それをまねながら実際に体を動かし、声を出して練習する

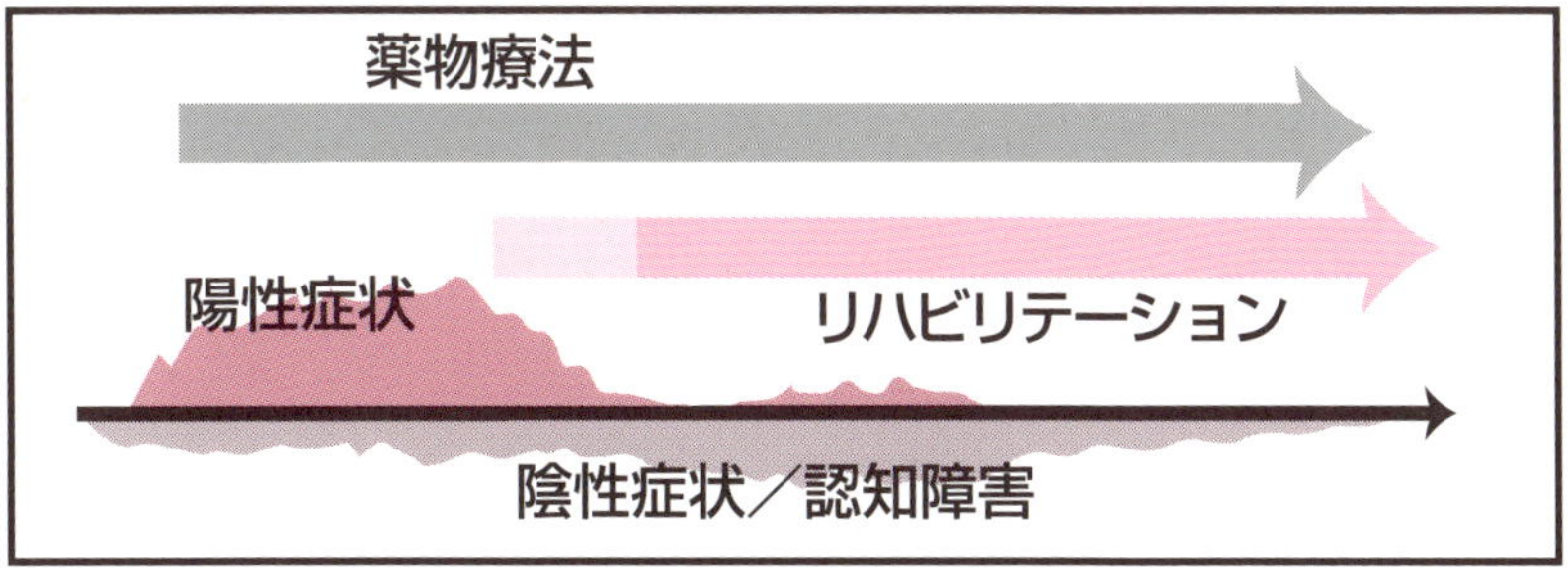

リハビリテーションはずっと続ける

「焦りにふりまわされずゆっくり休む」というところからリハビリテーションは始まる。本人に合った生活のしかたをとりもどす工夫を、長期間にわたって続ける

学校との関連①

なんらかの方法で教育を受けつづける

入院中はもちろん、発病前の前駆期、発病後に在宅で療養している間も、通学が困難になります。
なんらかの方法で教育を受けられるように考えていくことが必要です。

学校に行けなくなった場合

現在、前駆期にはまったくと言っていいほど、サポートがありません。

学校（教育）―家庭―医療のネットワークづくりが課題です。医療、保健、カウンセリングの生活の場への出前（アウトリーチ）を考えなくてはなりません。多職種でチームをつくり、早期介入する必要があるでしょう。

入院している場合

入院中の子どものために、教育の場が用意されています。入院生活が長引く場合には、そうした場を利用します。

訪問教育

特別支援学校の教員が、
子どもの入院先の病院を訪問し、
子どもの状態に合わせた
教育をおこなっていく

特別支援学校

病弱児を対象にした
特別支援学校は、病院に隣接していたり、病院内に分室を置いたりしていることが多く、
入院中でも通える

院内学級

入院中で通学困難な
子どもたちのために
病院内に教室を設け、
教員がそこに出向いて
教育をおこなう

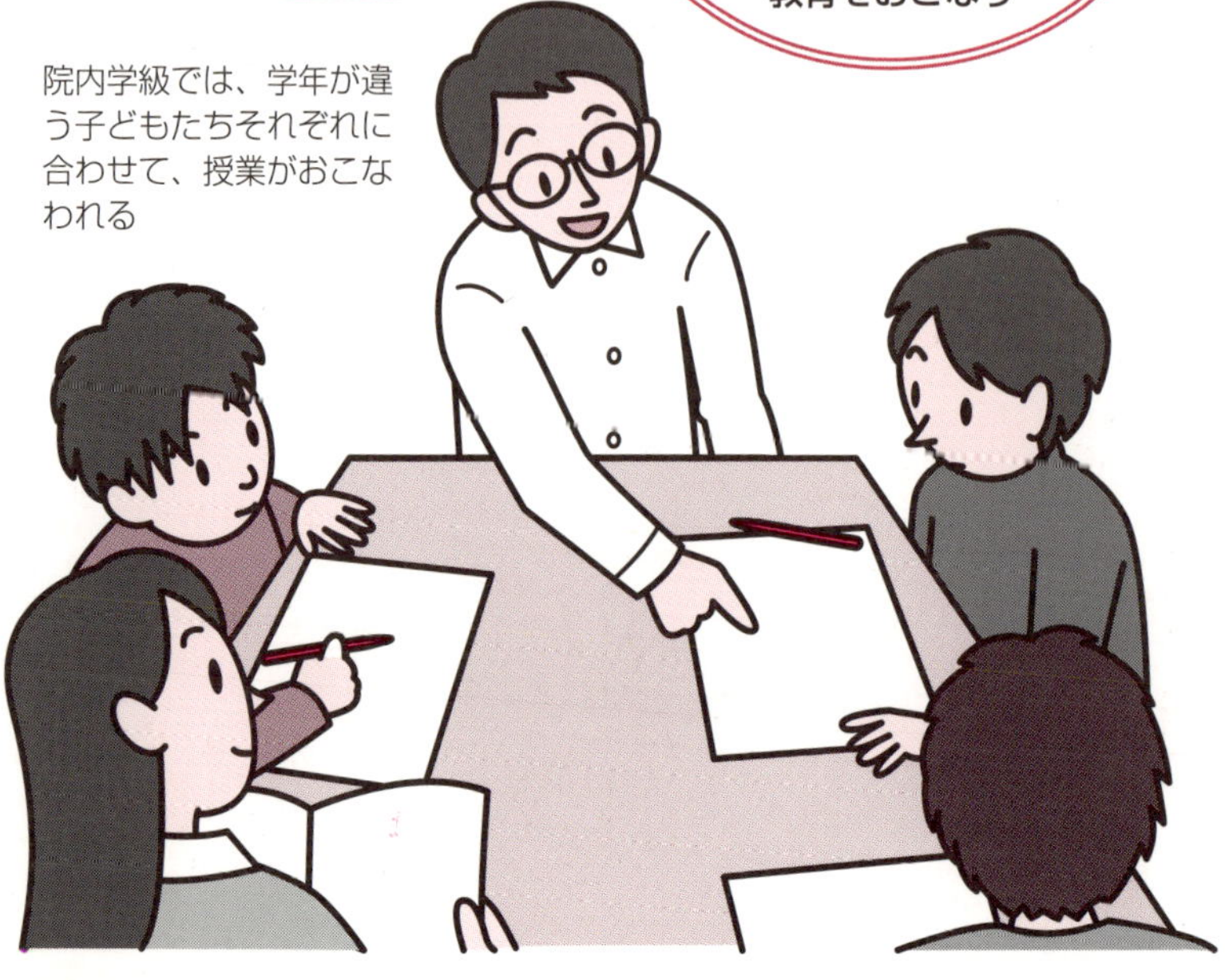

院内学級では、学年が違う子どもたちそれぞれに合わせて、授業がおこなわれる

在籍している学校

保健室への登校を認めてもらう、1日1時間だけにするなど、柔軟な対応を求める（P88参照）

その他

地域によって、利用できる教育機関の名称も内容も異なる。教育センター、教育相談室などで相談するとよい

学生のアルバイトによる家庭教師、少人数の塾など、「出席」になることばかりを考えず、「学ぶ場」を確保することも大切

在宅で療養している場合

入院するほどではないけれど、発病前と同じように登校するのがむずかしい場合も、なんらかの手はあります。

院内学級

もとの学校への通学がむずかしい場合には、退院後も入院中に在籍していた院内学級への通学が認められる場合もある

訪問教育

病状が重く通学できない場合、特別支援学校の教員が家庭に出向いて指導する。指導内容は子どもの状態をみながら決める

特別支援学校

専門性の高い障害児教育の場。慢性的な疾患によって長期間の療養生活を送る「病弱」な状態の子を対象にした学校もある

適応指導教室

学校に通えない状態の小・中学生が対象。公的な施設に設けられている。人とのふれあいをはかったり、学習指導をおこなったりしながら適応力を高め、在籍校への復帰を目指す

長期欠席にならないように

統合失調症の急性期、消耗期には、なかなか通学は困難です。回復期に入っても、以前と同じように一日中授業を受けられるようになるまでには、時間がかかります。

とはいえ、子どもには学ぶ機会を与える必要があります。入院中、自宅療養中であっても、長期欠席にならないよう、地域の教育機関を活用していきましょう。

それぞれの学校・学級の内実をよくみて

小・中学校では、一人ひとりのニーズに対応していこうという特別支援教育がおこなわれており、普通学級に在籍しながら、週に数時間、手厚い対応を受けられる通級指導教室なども用意されています。ただ、そうしたところは発達障害の子が多く、統合失調症の子はなじみにくい場合もあります。見学するなど、学校とよく相談してから決めましょう。

学校との関連②

通院や服薬を学校生活に組み込む

治療中であっても、できるかぎり学校生活が送れるようにしていきたいもの。在籍校の先生と相談したり、進学先を慎重に選んだりしながら、通いやすい環境をととのえます。

在籍校に通う場合

まずは本人の希望を聞きます。そのうえで、学校側と相談しながら、無理なく登校できる方法を考えましょう。

1日1時間の登校にする

はじめのうちは、学校で授業を受けるのは1日1時間だけにして、あとは自宅で学習すればよいことにしてもらう

保健室登校にしてもらう

できるかぎり毎日登校するが、教室ではなく保健室で過ごすことを認めてもらう。デイケアのようなものとして利用可能

養護教員はキーマン

保健室登校での教育活動の中心は、保健室の先生（養護教員）。教科学習だけでなくSST的なかかわりもしていきます。

スクールカウンセラーと連携

養護教員、担任、病院の精神保健福祉士なども交えて、ケア会議を開いてもいいでしょう。

病気についてよく知っておいてもらう

病気について学校側は意外と知らないもの。学校に情報を伝えることも必要ですが、それは病院の精神保健福祉士の役目です。どのような教育的配慮が必要か、病院側と打ち合わせておいてもらうと安心です。

- 通院の頻度や時間、病院名を知らせておく
- 服薬していること、その回数や内容、副作用を知らせておく

思春期の子どもは学校が生活の中心

思春期の子どもにとって、学校は生活のかなりの部分を占めます。学校生活でストレスを感じることはあるかもしれませんが、学校から切り離してしまえば、かえって子どもを不安にさせます。

環境がととのえば、学校生活はストレスより楽しみが大きくなっていくものです。療養中もできるかぎり教育機関と連携し、同世代の子とふれあい、学べる場をもてるようにしましょう。

義務教育年齢なら、地域の教育機関、つまり在籍する中学校や、教育委員会で開いている適応指導教室などへ通うことができないか検討するとよいでしょう。

中学卒業後は、さらに選択肢が広がります。続けやすい学校はどこかじっくり検討し、進路を選んでください。

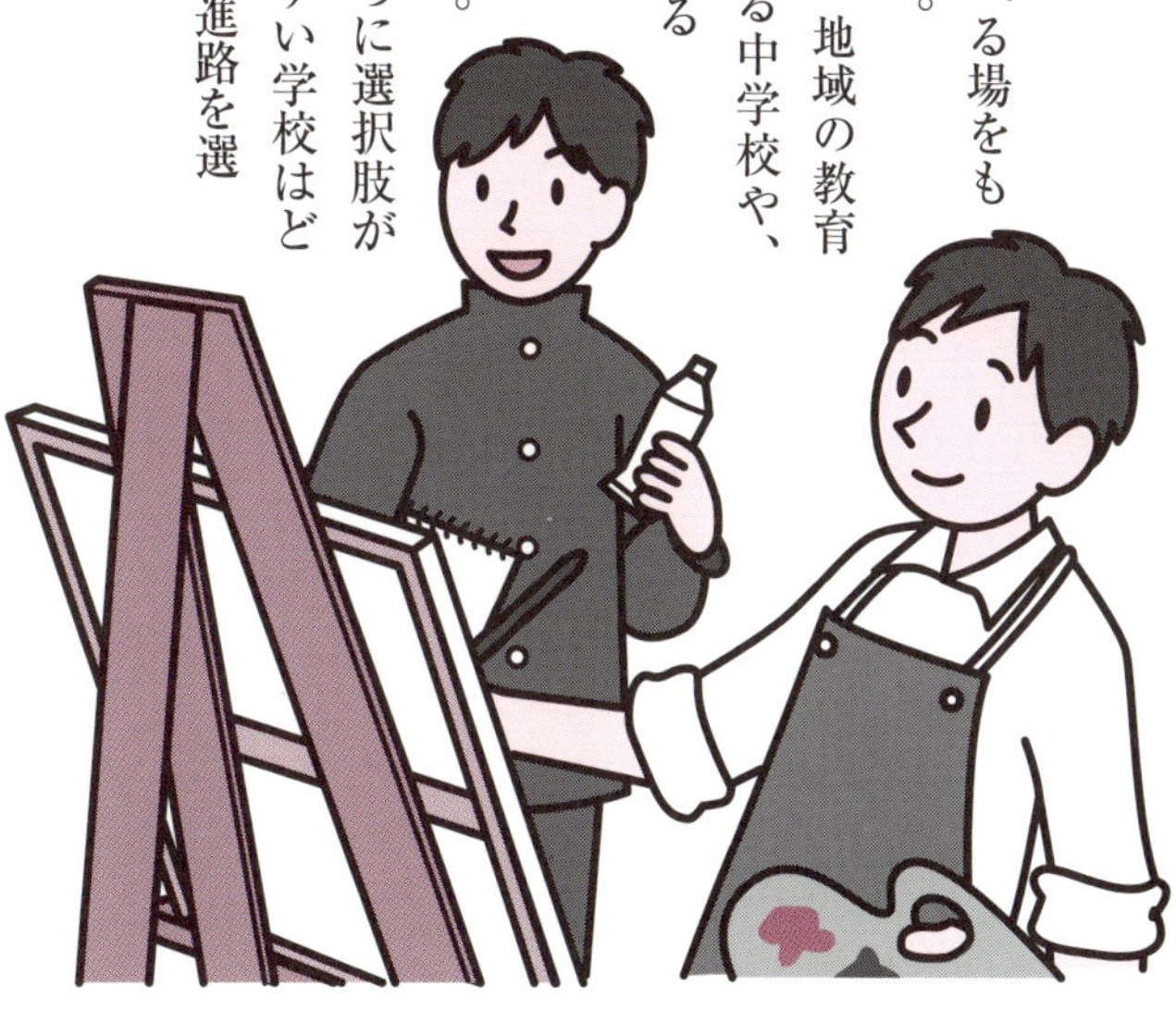

部活を楽しみに学校に行くという子もいる

考え方の基本

可能なかぎり、普通の発達によって受けるはずの文化・教育から、切り離さない

通信教育＋サポート校

中学卒業後の進路は、全日制の高校ばかりでなく、別の選択肢も検討してみましょう。下記のほか、定時制高校や高等学校卒業認定試験（「高認」、かつての大学検定）などもあります。

通信制高校

自学自習を基本にした単位制の高校。与えられた課題に対し、レポートを提出するほか、年間20日程度、登校して授業を受ける。各教科の学習後、試験を受けて合格すれば単位をとれる。必要単位数を修得すれば、高校卒業資格が与えられる

サポート校

通信制高校の卒業を支援するための教育機関。法制度上は学校ではなく塾の一種だが、実態は学校に近い。生徒は毎日登校して、授業形式での学習指導を受けるのが基本。学園祭や部活動などもおこなわれており、教科学習以外の楽しみもある

家族の対応①

焦る気持ちは子どもに伝わる

居心地のよい家庭環境のなかで過ごしている患者さんの再発率は、格段に低いことがわかっています。逆に、家族の焦りは患者さんに伝わり、状態を悪化させてしまいます。

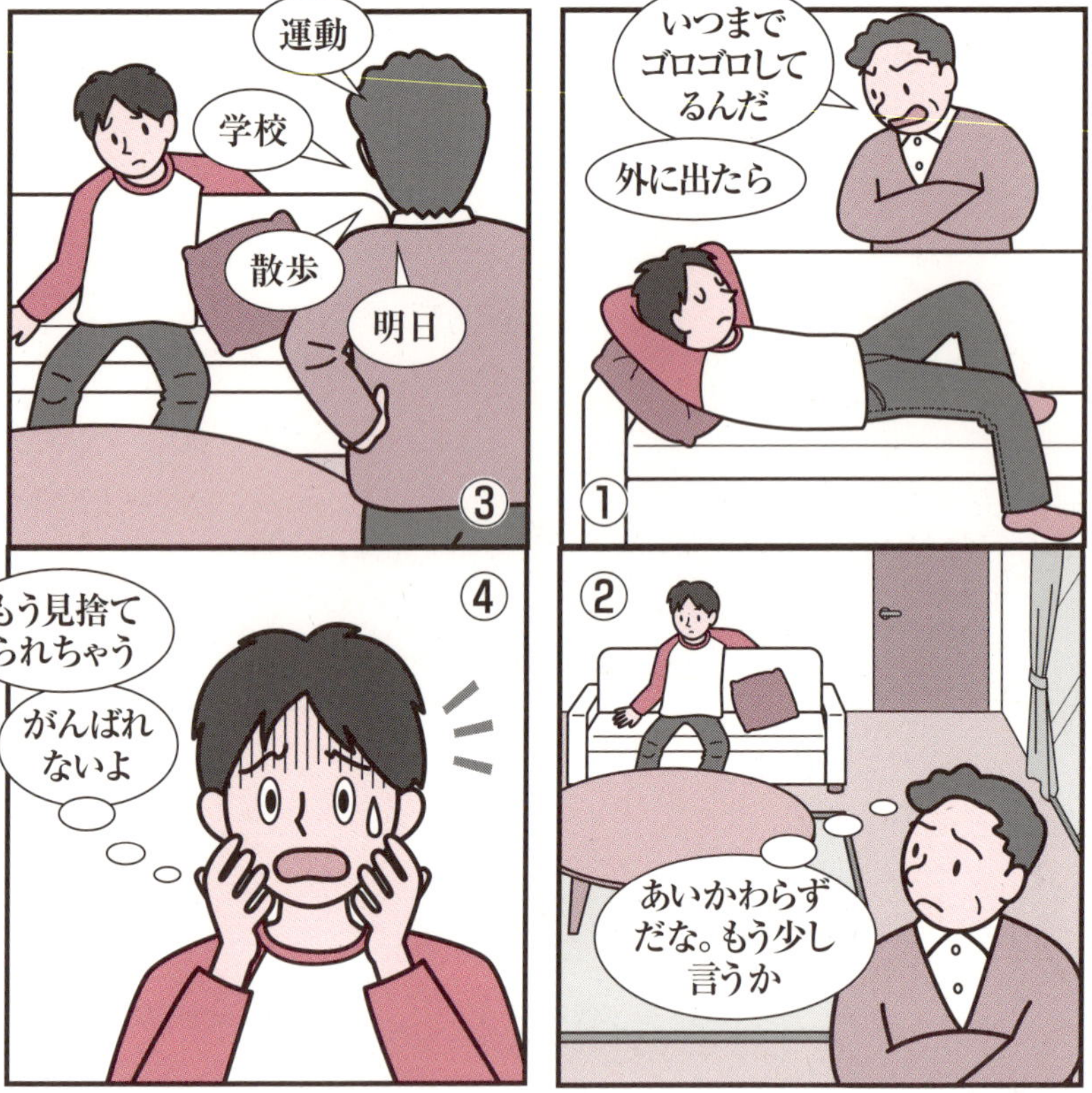

①
いつまでゴロゴロしてるんだ
外に出たら
②
あいかわらずだな。もう少し言うか
③
運動
学校
散歩
明日
④
もう見捨てられちゃう
がんばれないよ

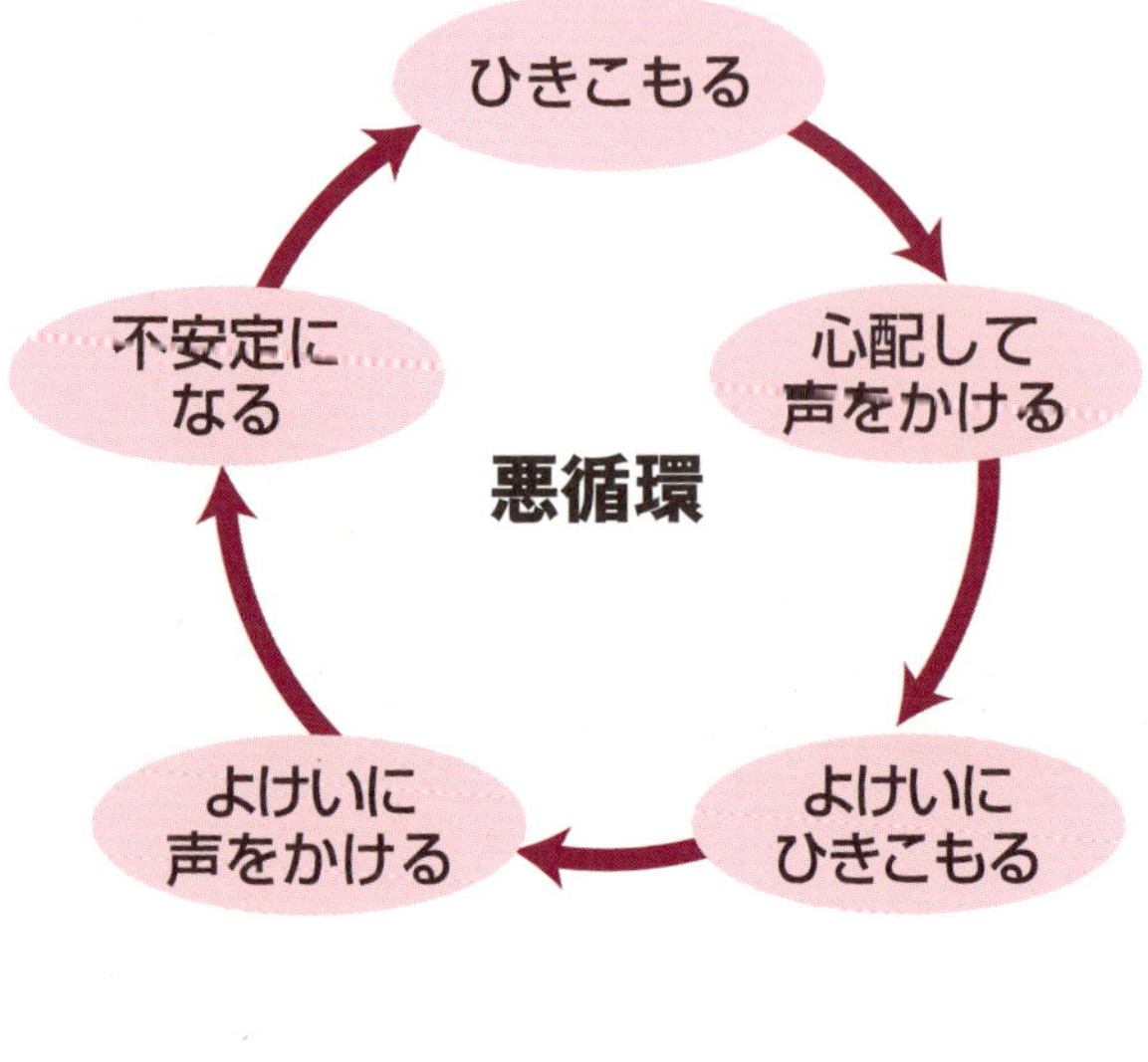

ひきこもる
心配して声をかける
よけいにひきこもる
よけいに声をかける
不安定になる
悪循環

神経が過敏なため、本人には家族の声かけが非難されているように感じられ、よけいひきこもってしまう。家族は落胆して不満や小言が増え、本人はますます不安定になり、ときに再発に結びついてしまうこともある

親が感情を出しすぎると再発の危険性が

家族としては、子どものことが心配でたまらない気持ちがあるもの。その一方で、理解しにくい症状に対し、拒否的な感情をもってしまうこともあるでしょう。

そうした家族の強い感情にさらされることで、子どもは大きなストレスを感じます。統合失調症の患者さんは、病気の影響でストレスに対するもろさをかかえてしまっています。家族間の関係で生じるストレスは心身に大きく影響し、再発の危険性を高めることになります。

感情表出（EE）

感情表出は英語でExpressed Emotion。これを略してEEといいます。

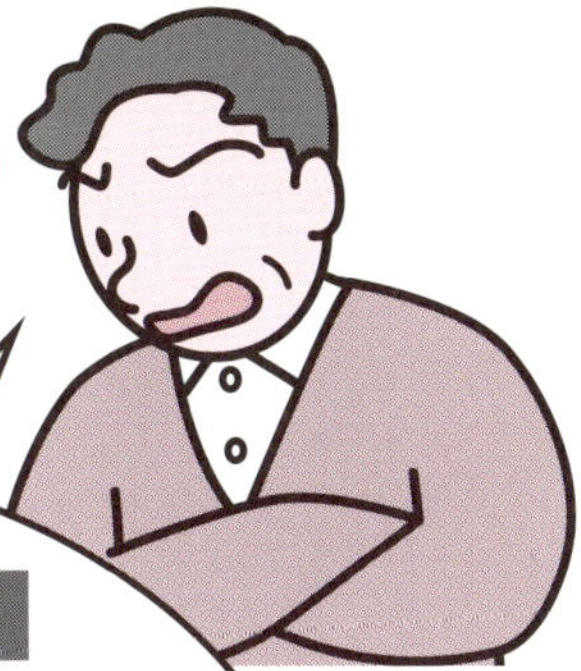

強い感情とは……

過剰な心配

過保護・過干渉な感情、心配でたまらず片時も相手のそばを離れられない、自分を犠牲にしてでも相手に尽くそうとするなど

批判

相手のしていることに強い不満がある、態度が気に入らないなどという敵意や批判、拒否的な感情

再発のリスク

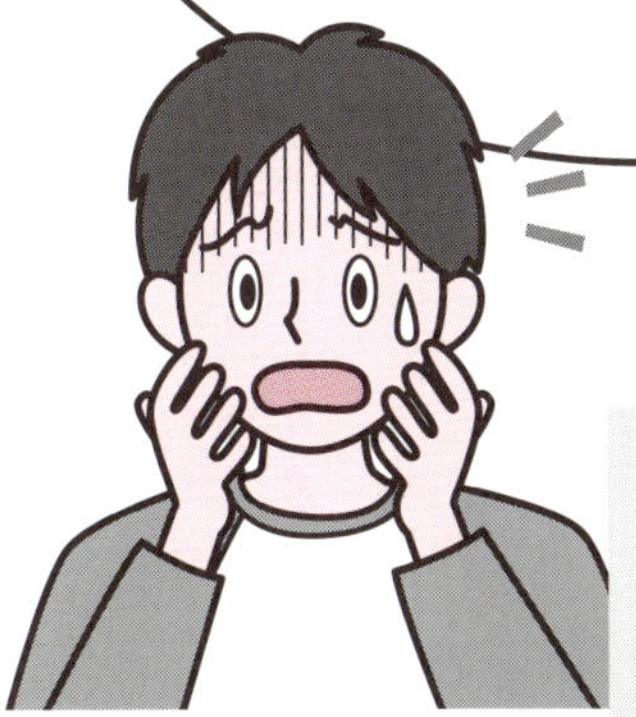

批判、敵意、心配のしすぎなどの感情が強すぎる状態を、EEが高いという。このような感情が日常会話のなかで多く表現される環境では、対人面でのストレスが強く、再発の危険性が高まる

再発のリスク

EEが低い 薬を飲んでいる ＜ EEが低い 薬を飲んでいない ＜ EEが高い 薬を飲んでいる ＜ EEが高い 薬を飲んでいない

神経が過敏になりやすい患者さんにとって、EEが高い状態は、症状を引き起こすもとになりかねない。服薬によってある程度抑えられるが、限界がある。薬をきちんと飲んでいなければ、さらに再発率がアップする

家族の対応②

家族自身のストレスはていねいに解消を

家族が大きなストレスを感じずに過ごすことができれば、患者さんへの対応も自然と変わってきます。まずは家族自身が、自分のストレスを解消するように心がけましょう。

確かな情報が力になる

子どもが統合失調症になるということは、それだけで家族にとって大きなストレス。病気のことがよくわからないままでいれば、なおさら心配や不安が募ります。薬や症状について十分に理解せずに接していれば、患者さんへの不満もたまってくるでしょう。

そんな家族のストレスを解消するには、確かな情報を得て、病気についてよく知ることが必要です。正しい知識をもつことで、漠然とした不安感ではなく、ストレスになっている具体的な心配ごとがみえてきます。ストレスのもとがわかれば、それにどう対処していけばよいかもわかります。

正しく知るために

楽な気持ちで患者さんに接することができないのはなぜか、それに気づくことが第一歩です。

期待しすぎに気づく

「これぐらいのことはやってほしい」「できて当然」などと、実際の回復以上に期待していると、子どもの状態を批判したくなる

怠けている?

性格が悪い?

甘えている?

努力が足りない!

誤解があることを知る

病気の症状、薬の影響を理解していないと、患者さんのことを責めたくなってしまうことも。「病気のせい」とわかれば、接し方も変わってくる

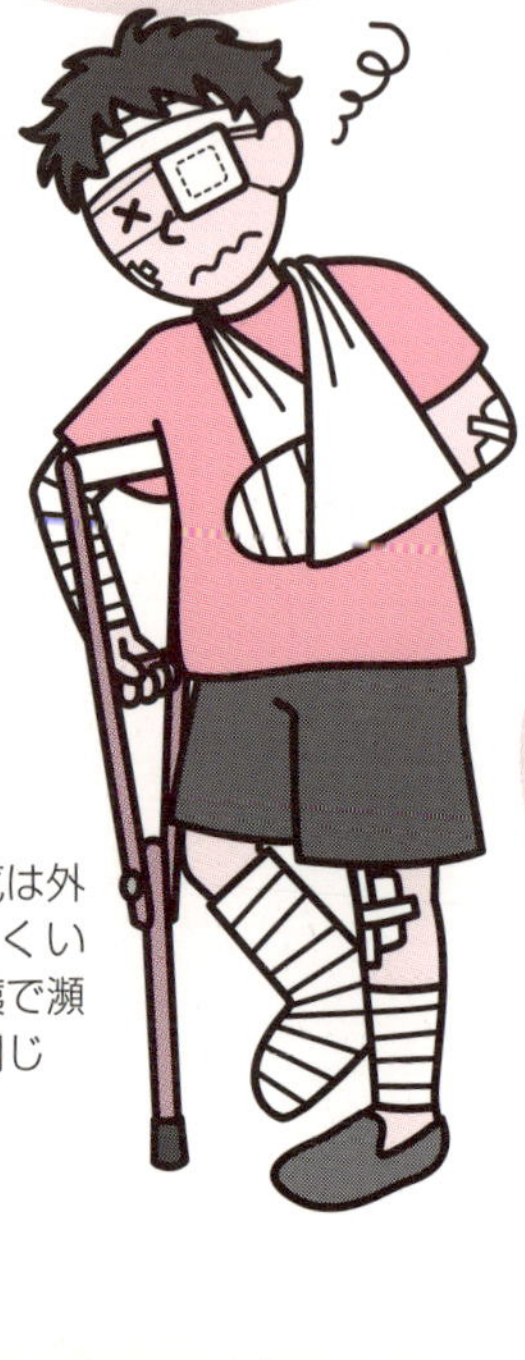

こころの病気は外から見えにくいが、満《まん》身《しん》創《そう》痍《い》で瀕死の状態と同じ

ストレスのもと

イライラや落ち込みはどこからきているのかを知り、どうすればよいかを考えましょう。

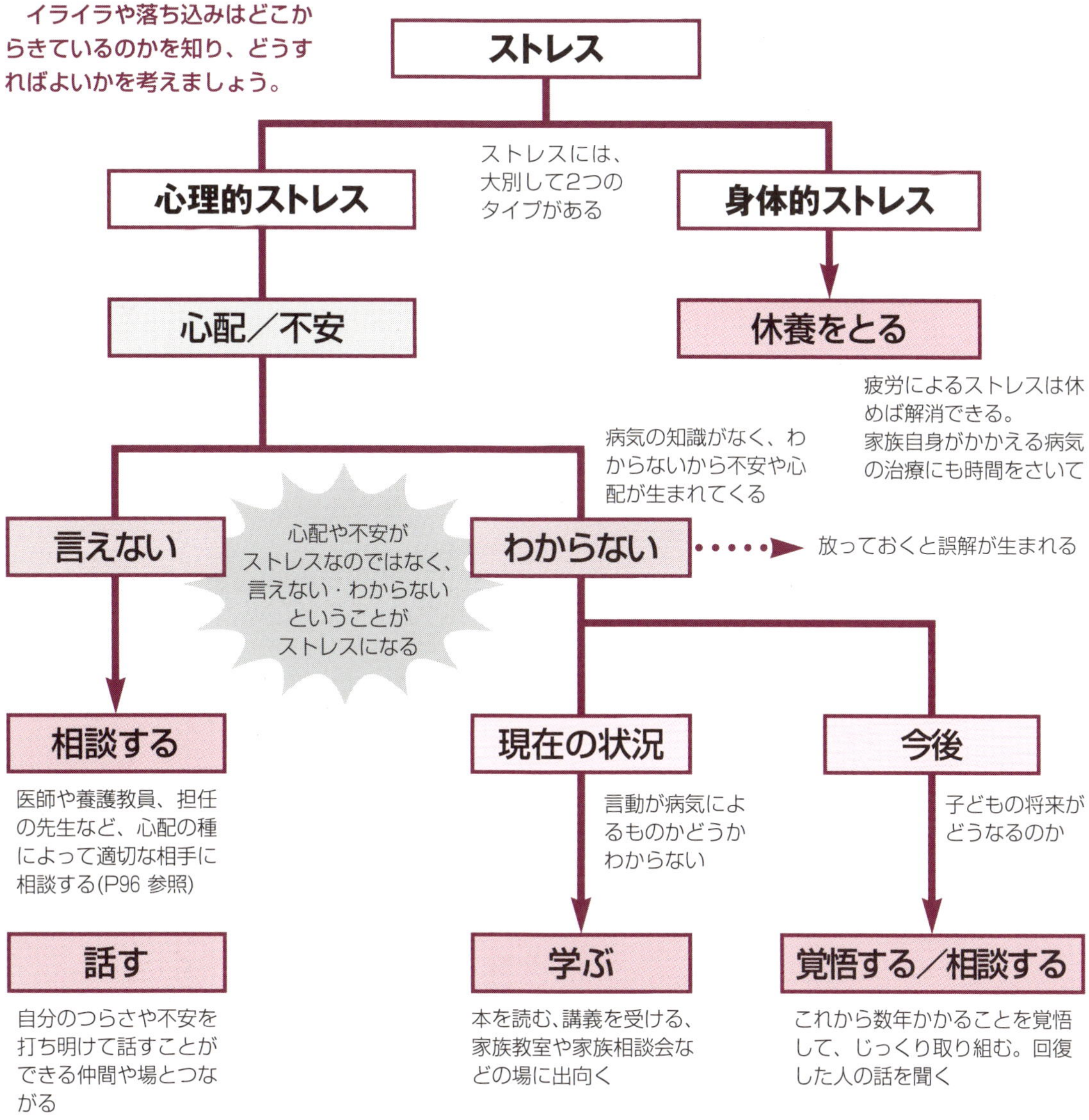
ストレス
ストレスには、大別して2つのタイプがある
心理的ストレス
身体的ストレス
心配／不安
休養をとる
疲労によるストレスは休めば解消できる。
家族自身がかかえる病気の治療にも時間をさいて
病気の知識がなく、わからないから不安や心配が生まれてくる
言えない
心配や不安がストレスなのではなく、言えない・わからないということがストレスになる
わからない
放っておくと誤解が生まれる
相談する
医師や養護教員、担任の先生など、心配の種によって適切な相手に相談する(P96 参照)
話す
自分のつらさや不安を打ち明けて話すことができる仲間や場とつながる
現在の状況
言動が病気によるものかどうかわからない
学ぶ
本を読む、講義を受ける、家族教室や家族相談会などの場に出向く
今後
子どもの将来がどうなるのか
覚悟する／相談する
これから数年かかることを覚悟して、じっくり取り組む。回復した人の話を聞く

心理教育・家族教室ネットワーク　http://www.jnpf.net/
地域精神保健福祉機構「コンボ」　http://www.comhbo.net/
全国精神保健福祉会連合会「みんなねっと」　http://seishinhoken.jp/

家族の対応③

わかりやすく有益なコミュニケーションを

子どもにストレスを与えないために自分の気持ちを封じ込めようとしてもむずかしいでしょうし、封じ込める必要もありません。ただ、気持ちのあらわし方には工夫が必要です。

コミュニケーションのコツ

伝えたいことは同じでも、言い方を少し工夫するだけで、穏やかに受け止めてもらえます。

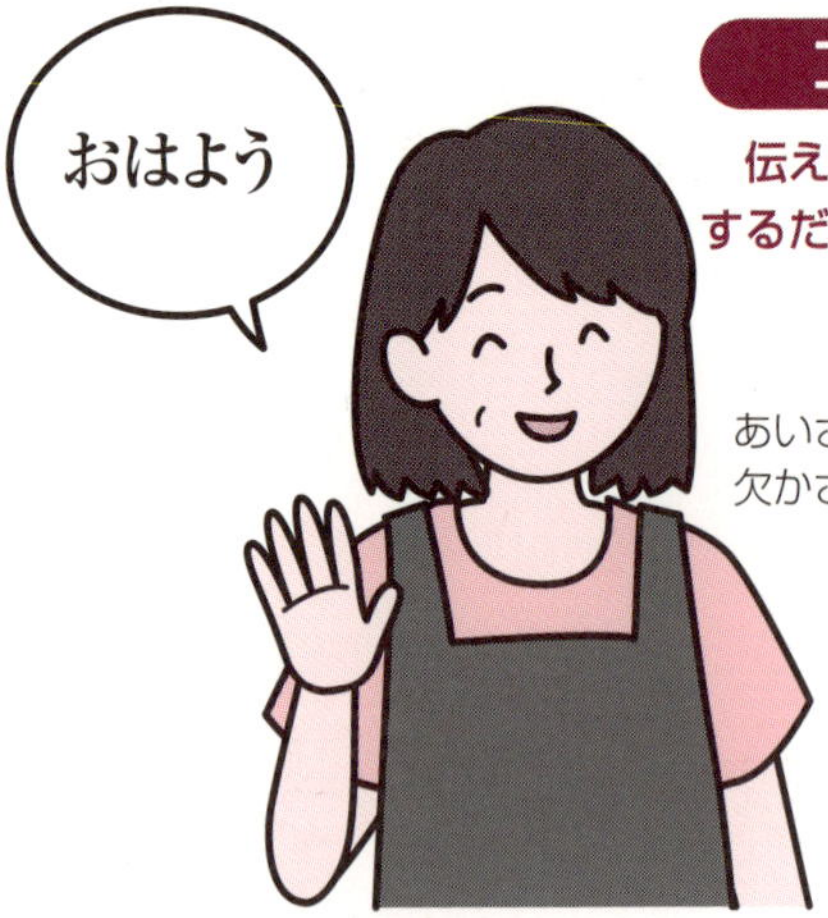

あいさつは欠かさずに

初期は必要最低限のことだけを

- 食事のこと
- 服薬のこと
- あいさつ

わかりやすいポジティブな話し方で

ささいなこともほめる

小さな変化でも大きな進歩。「～できるようになったね」「えらいね」などと言葉をかけて、「認めている」ことを伝えます。

「私は」で始める

「～しなさい」と相手に言うのではなく、「私はあなたが～してくれたらうれしい」と自分がどう感じているかを話します。

1回に1つのことを

回復途中の患者さんは集中力を保ちにくく、一度にいろいろなことを伝えようとすると混乱してしまいます。

「～できたらいいね」で伝える

「～してはダメ」という否定形の命令ではなく、なにを期待しているかを具体的に伝えるようにします。

語りかけ方で変わっていく

子どもに負担をかけないようにといっても、患者さんのすること、言うことをすべて批判せずに受け止めるというのは、およそ現実的ではありません。

ただ、「こうしなさい」と、一方的に要望を告げたり、批判ばかりの刺々《とげとげ》しい物言いをしたりすると、子どもには大きなストレスを与えてしまいます。

内容は同じでも、語りかけ方が違うと、受け止め方も違ってきます。家族と患者さん双方が気持ちよい関係でいられるように、コミュニケーションのとり方を工夫する必要があります。

言い換え例

最初は少しだけ注意します。慣れてくると、意識しなくても円滑な言い方になるでしょう。

- × 早く寝なくちゃダメ → ○ 早く寝たほうがいいと思うよ
- × ダラダラしてるんじゃない → ○ 私は、おまえがなにもできないのを見るのはつらい
- × 少しは手伝って → ○ 手伝ってくれるとうれしいんだけどな
- × 今ごろ起きてきたの → ○ 昨日より早く起きられてえらいね

ダメなことは、はっきり「ダメ」と言う

暴力は否定する

子どもの言動は温かく受け止めたいもの。しかし、暴力的な言動まで受け入れることはありません。「私はそういうことはがまんできない」と、はっきり否定してください。

注意したいこと

なんでも受け入れればよいというわけではありません。

子どもに尽くしすぎない

「どんな犠牲を払ってでも子どもに尽くそう」とがんばる裏には、「こうなったのは育て方のせい」などという自責感があることも。過去よりも今が大切。ほどほどの距離をおき、本人ができそうなことは任せましょう。

家族の苦労

相談しよう、応援してもらおう

回復までの道のりは、短いものではありません。だからこそ、家族だけで患者さんを支えていくのはたいへんです。相談したり、応援を仰いだりして、家族の孤立を防ぎます。

無理せず休む

「子どものために」というがんばりも、無理するとかえってうまくいきません。

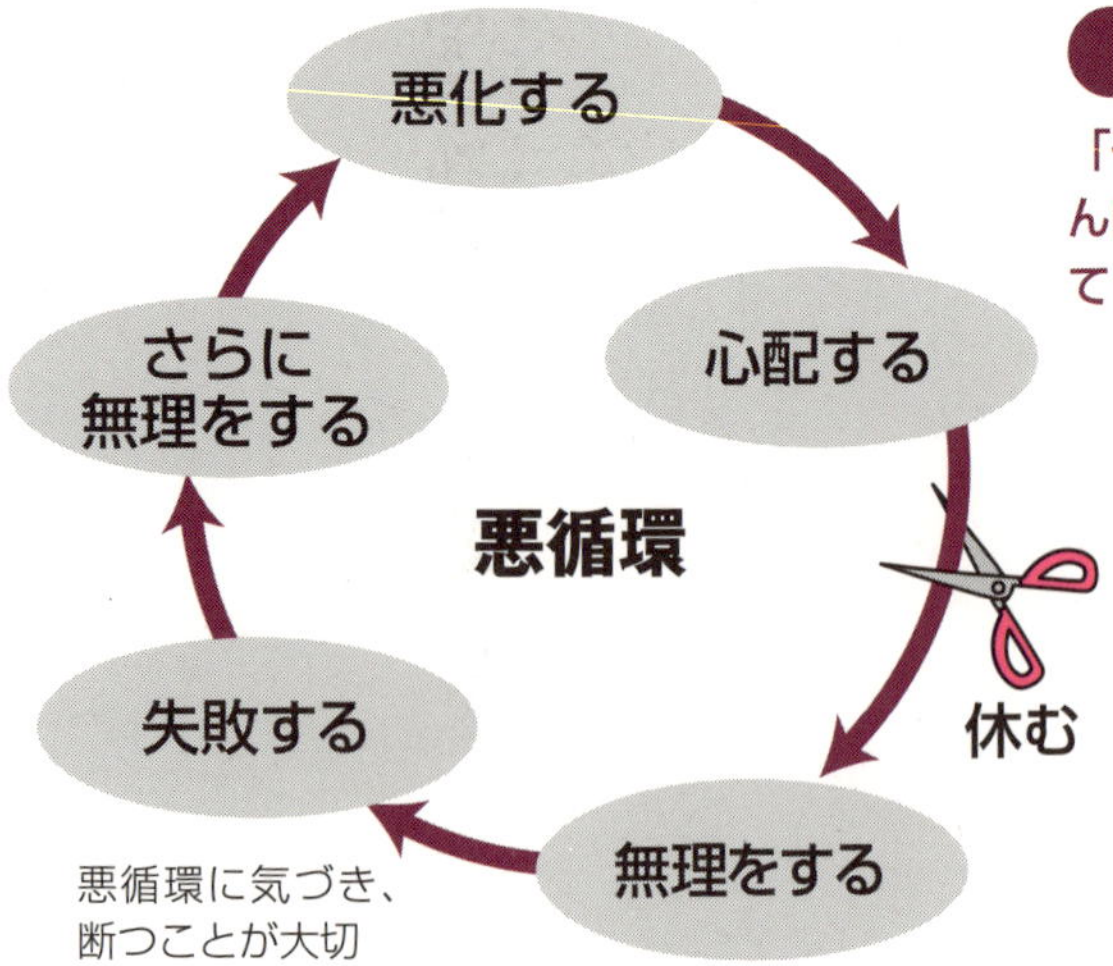

悪化する
心配する
休む
無理をする
失敗する
さらに
無理をする
悪循環

悪循環に気づき、断つことが大切

心身が疲れているときには、よけいに悲観的になりがち。ときには子どもから離れて体を休ませるとともに、病気のことを忘れて心を休ませる時間をつくる

たとえば
●仕事を休む
●患者さんのケアを休む
●気分転換のための場所を確保する

温泉、マッサージ、かるい運動など

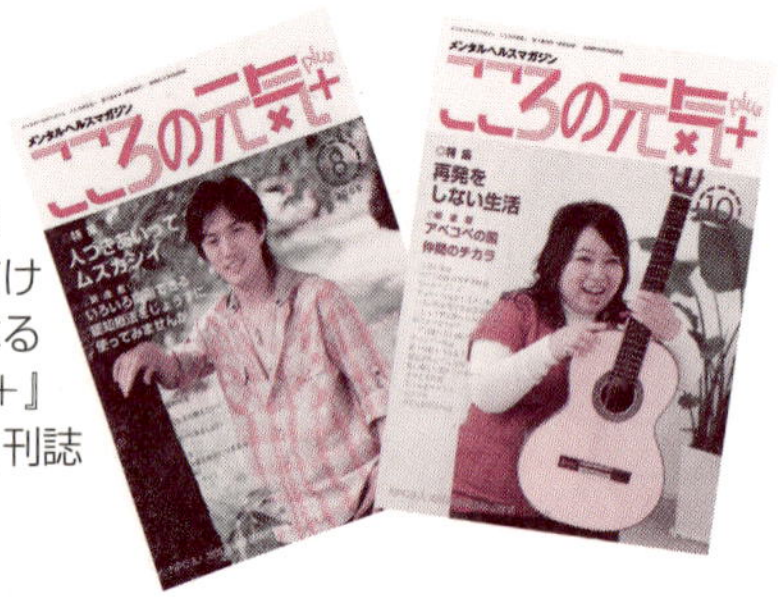

メンタルヘルスマガジン
こころの元気+
再発をしない生活

自分ひとりではないとわかるだけでも気が楽になる『こころの元気＋』コンボ発行の月刊誌（P98＊3 参照）

家族は生活のペースを崩さないで

家族はみな、それぞれに自分の生活ペースがあります。患者さん本人はなかなか以前の生活ペースに戻れなくても、ほかの家族は、できるだけ今までどおりの生活パターンを保つことが、無理のない生活を送る鍵になります。子どもの心配ばかりでなく、家族自身も、しっかり睡眠をとり、適度に運動し、きちんと食事をとるように心がけましょう。

「仕事をやめて子どものそばにいたほうがよいのでは」と、迷う人もいるかもしれません。しかし、「病気のせいで仕事を続けられなかった」などという気持ちになると、患者さんにも家族自身にもストレスになってしまいます。ほかに理由がないのなら、仕事を継続する方法を考えましょう。

かかえこむほど皆がつらくなる

子どものことを思いやる気持ちが強い人は、「自分が支えていかなければ」とがんばりすぎ、知らず知らずのうちに、大きなストレスをかかえこみがちです。

家族がかかえるストレスに、子どもは敏感に反応します。「だれにも迷惑をかけまい」とひとりでがんばっていると、むしろ皆がつらくなっていきます。

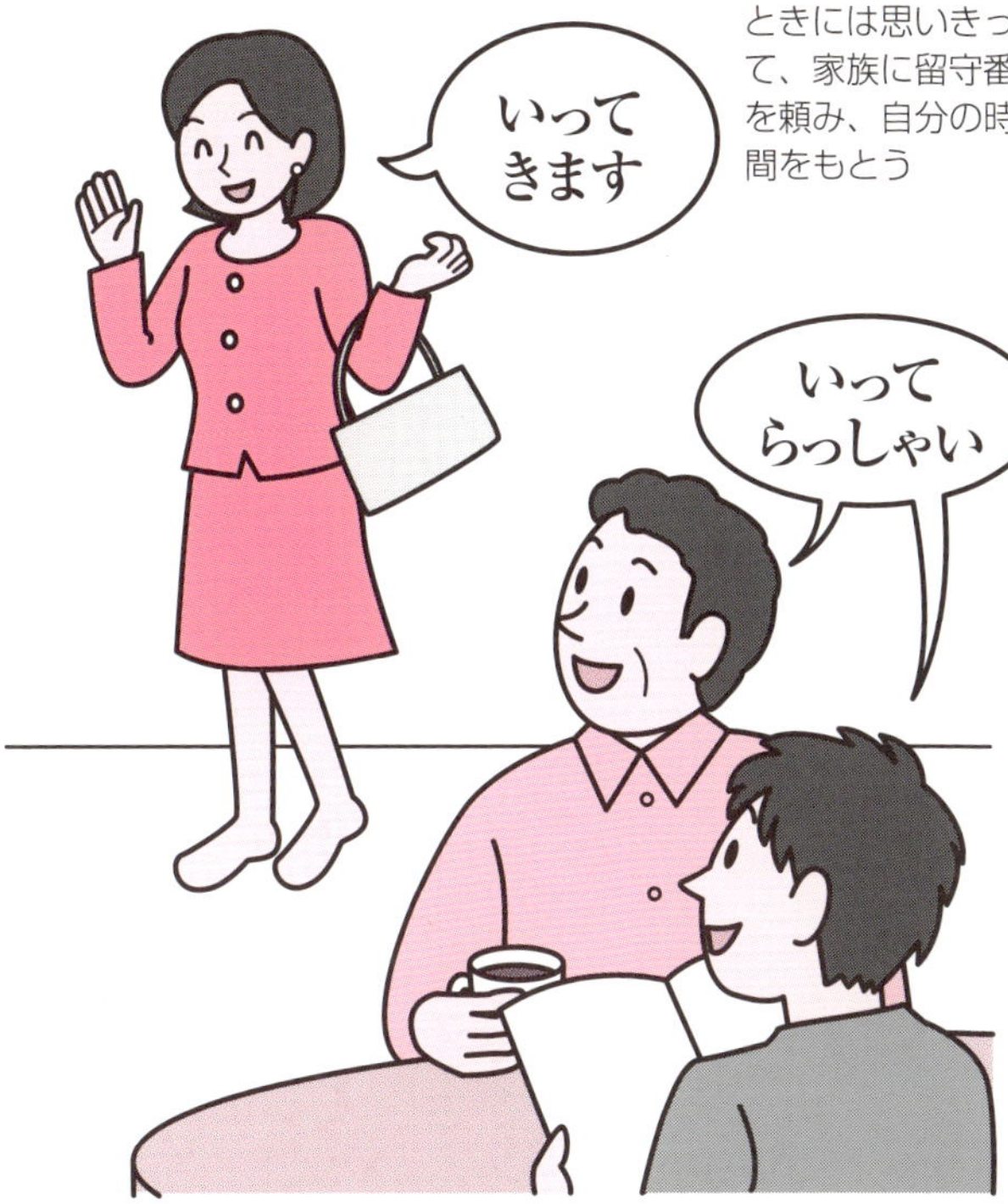

ときには思いきって、家族に留守番を頼み、自分の時間をもとう

心配や不安は、主治医、精神保健福祉士、カウンセラーをはじめ、周囲の人に相談してみましょう。問題はすぐに解決しないこともありますが、子どもの病気のことを話せる相手がいるだけで、こころの負担は軽くなります。

周囲に応援してもらい、ときには子どもの病気のことを忘れて楽しい時間をもつようにすることも、家族自身の、ひいては子どものストレス軽減につながります。

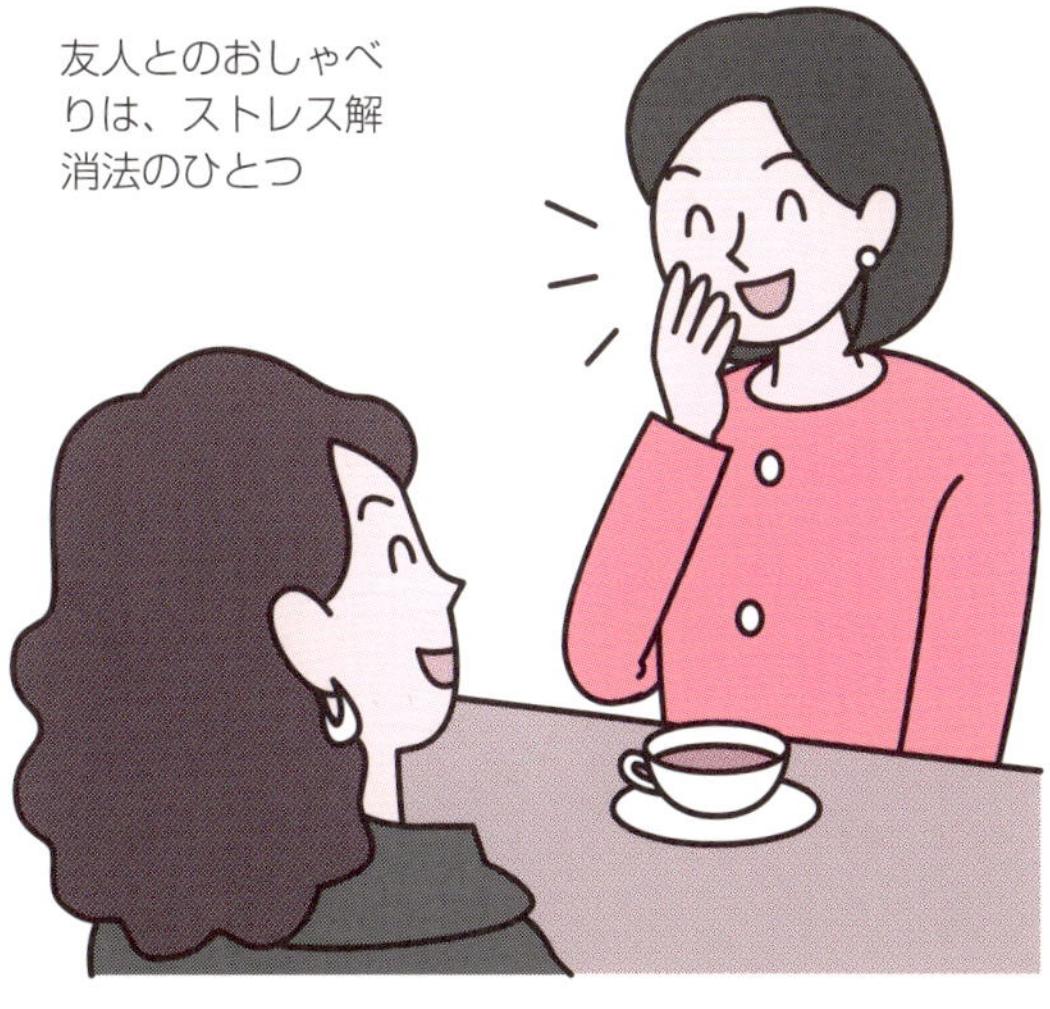

友人とのおしゃべりは、ストレス解消法のひとつ

医師への質問のしかたにはコツがある

病気や薬についてわからないことがあるときに、いちばん確かな情報を得られるのは、なんといっても主治医の先生です。

ただ、患者さんの数が多く、一人ひとりの診療に長い時間を割けないのが医療現場の実態です。受診のたびに聞きたいことを事前に整理し、今いちばん気になることを1つか2つにしぼって、相談しましょう。メモを見せながらでもかまいません。

疑問点が明らかになっていれば、医師も答えやすくなります。

ネットワークを広げよう

地域の人的・制度的資源の活用を

患者さんは今までのように活動できず、患者さんがいることで、家族もまた活動を制約されるように感じることもあるでしょう。療養生活のなかで、患者さん本人や家族は孤立しがちです。

安心感やゆとりは、人とつながっているという感覚のなかから生まれます。孤立しがちな生活だからこそ、人とのネットワークを積極的に求めたいもの。地域の人的・制度的資源を活用したり、同じ立場の人と悩みを共有する機会を積極的につくっていきましょう。

精神障害をもつ人を支えるためのサービスを利用しやすくするために、障害者自立支援法の活用、「精神障害者保健福祉手帳」の取得も検討してください。病気のために日常生活、社会生活上にある程度の制約があるようなら、取得する資格があります。

相談先、情報提供機関の例

医療機関

主治医、外来の看護師、精神保健福祉士、薬剤師、栄養士、心理士
（セカンドオピニオンを求めることもできる）

地域

学校（担任、養護教員、カウンセラー）、ホームヘルプサービス、ショートステイサービス、地域活動支援センター、児童相談所

支援グループなど

家族会＊1
ピアカウンセリング＊2
情報提供の団体＊3

＊1　全国精神保健福祉会連合会「みんなねっと」など
＊2　同じ病気をもつ人で話し合う場
＊3　NPO法人地域精神保健福祉機構（コンボ）
（＊1と＊3はP93 参照）

■監修者プロフィール

伊藤 順一郎（いとう・じゅんいちろう）

メンタルヘルス診療所しっぽふぁーれ院長。1954年東京都生まれ。千葉大学医学部卒業後、旭中央病院精神科、千葉大学医学部附属病院精神科を経て国立精神・神経センター精神保健研究所に勤務。1994年社会復帰相談部援助技術研究室室長、2000年社会復帰相談部部長、社会復帰研究部部長、2015年より現職。専門は統合失調症の患者さんの治療と社会復帰、家族支援。日本家族研究・家族療法学会評議員、日本精神障害者リハビリテーション学会常任理事、NPO法人地域精神保健福祉機構（コンボ）理事。

■共同監修

宇佐美政英（国立国際医療センター国府台病院児童精神科）

●編集協力
オフィス201
柳井亜紀
●カバーデザイン
松本　桂
●カバーイラスト
長谷川貴子
●本文デザイン
勝木雄二
●本文イラスト
後藤　繭
千田和幸

健康ライブラリー　イラスト版

思《し》春《しゅん》期《き》の統合失調症《とうごうしつちょうしょう》

2010年10月12日　第1刷発行
2015年12月21日　第2刷発行

監　修　伊藤順一郎（いとう・じゅんいちろう）
発行者　鈴木　哲
発行所　株式会社講談社
東京都文京区音羽二丁目12-21
郵便番号　112-8001
電話番号　編集　03-5395-3560
販売　03-5395-4415
業務　03-5395-3615
印刷所　凸版印刷株式会社
製本所　株式会社若林製本工場
N.D.C.493　98p　21cm

ISBN978-4-06-259449-3

■参考資料

伊藤順一郎『統合失調症とつき合う』（保健同人社）
伊藤順一郎監修『統合失調症 正しい理解と治療法』（講談社健康ライブラリー）
伊藤順一郎・ＮＰＯ法人 地域精神保健福祉機構(コンボ)監修『統合失調症の人の気持ちがわかる本』（講談社こころライブラリー）
精神医学講座担当者会議監修『統合失調症ガイドライン第2版』（医学書院）
石井卓「アスペルガー症候群（障害）と統合失調症」〈石川元編『アスペルガー症候群 歴史と現場から究める』（至文堂）より〉
小田晋・作田明編『うつ病／統合失調症　人格障害 行為障害』（新書館）
京都府臨床心理士会編『レクチャー 精神科診断学』（新曜社）
斎藤環『「ひきこもり」救出マニュアル』（ＰＨＰ研究所）
杉山登志郎『そだちの臨床』（日本評論社）
福西勇夫編著『統合失調症がわかる本』（法研）

講談社　健康ライブラリー　イラスト版

リストカット・自傷行為のことがよくわかる本

林　直樹　監修
帝京大学医学部付属病院メンタルヘルス科（病院）教授

自傷行為は、助けを求めるメッセージ。人騒がせだと放っておくと、危険な状況に陥る場合もあります。

1200円（本体）

統合失調症
—正しい理解と治療法—

伊藤順一郎　監修
国立精神・神経センター精神保健研究所　社会復帰相談部部長

薬物療法が進み、社会復帰も可能に。病気の発症から治療法、リハビリ、生活の工夫までわかりやすく図解。

1200円（本体）

強迫性障害のすべてがわかる本

原田誠一　監修
原田メンタルクリニック院長・東京認知行動療法研究所所長

汚れや施錠などを過剰に気にする「こだわりの病」。わかっているのにやめられない、そのわけとは——。

1200円（本体）

自閉症スペクトラムがよくわかる本

本田秀夫　監修
信州大学医学部附属病院子どものこころ診療部部長・診療教授

原因・特徴から受診の仕方、育児のコツまで基礎知識と対応が手にとるようにわかる！

1300円（本体）

自己愛性パーソナリティ障害のことがよくわかる本

狩野力八郎　監修
東京国際大学大学院臨床心理学研究科教授

勝手なことをいい、相手を見下し、周囲をふりまわす。しかし、本人は苦しんでいる。自己愛が強すぎるのでは。

1200円（本体）

社会不安障害のすべてがわかる本

貝谷久宣　監修
医療法人和楽会理事長

人前に出るのが怖い、電話に出られない……。「内気な性格」が度を越して辛すぎる人、本書を開いてみて。

1200円（本体）

不登校・ひきこもりの心がわかる本

磯部　潮　監修
いそベクリニック院長

一〇〇万人以上の悩み！　家にとじこもる子にどうアプローチするか。わかりやすく解説した頼れる一冊。

1200円（本体）

境界性パーソナリティ障害のことがよくわかる本

牛島定信　監修
三田精神療法研究所所長

リストカットや暴力、奔放な異性関係——。症状の背景と治療法を解説、職場や家庭での対応法がわかる。

1200円（本体）

講談社　こころライブラリー　イラスト版

統合失調症の人の気持ちがわかる本

伊藤順一郎
NPO法人コンボ　監修

ほかの人はどうしている？　自分の気持ちをわかってほしい。回復を後押しする家族、本人の本音を図解！

1300円（本体）

思春期のアスペルガー症候群

佐々木正美　監修
児童精神科医

仲間意識、恋愛感情、家族への反発心など、思春期に特有のこころの変化を扱った一冊です。

1300円（本体）

本体価格は税別です。